Michael Madeja

Das kleine Buch vom Gehirn

Michael Madeja

Das kleine Buch vom Gehirn

Reiseführer in ein unbekanntes Land

Verlag C. H. Beck

Für Uta-Maria mit Felicitas, Maximilian und Laetitia

1.–3. Auflage. 2010

Mit 12 Abbildungen im Text
© Reinhard Blumenschein

4. Auflage. 2011

© Verlag C. H. Beck oHG, München 2010
Satz: Fotosatz Amann, Aichstetten
Druck und Bindung: GGP Media GmbH, Pößneck
Gedruckt auf säurefreiem, alterungsbeständigem Papier
(hergestellt aus chlorfrei gebleichtem Zellstoff)
Printed in Germany
ISBN 978 3 406 60097 5

www.beck.de

Vorwort

Wir leben in den Zeiten der Neurowissenschaft. Nie zuvor hat die Menschheit so viele Mittel für die Erforschung des Gehirns aufgewendet, nie zuvor haben so viele Menschen in der Hirnforschung gearbeitet, und nie zuvor hat das Gehirn so viel Interesse auch bei Menschen ganz anderer Berufe gefunden. Dieser «Neuroboom» hat zu einer Vielzahl von Büchern geführt, die dem nicht Vorgebildeten das Gehirn und seine Erforschung nahebringen sollen. Obschon diese Bücher zwar häufig Begeisterung, Ehrfurcht und anekdotisches Wissen vermitteln, führen sie nicht zu einem wirklich grundlegenden Verständnis des Gehirns und sind für Leser ohne wissenschaftliche Schulung oder Erfahrung immer noch schwer zu lesen.

Dieses Buch versucht, einen anderen Weg zu gehen. Es ist für Menschen geschrieben, denen nicht nur Wissen, sondern auch Aha-Erlebnisse und Verstehen wichtig sind, die einen Überblick über den aktuellen Stand der Hirnforschung haben wollen und denen populärwissenschaftliche Sachbücher zu ungewohnt sind. Das Buch hat das Ziel, einfach, kurz und nah an den Alltagserfahrungen die Grundlagen des Aufbaus und der Funktion des Gehirns darzulegen. Dieses Buch hat daher einige Besonderheiten.

- **Das Buch verwendet keine Fachbegriffe.** Alle Wörter sind im normalen Duden zu finden, bis auf einige wenige sogar im Schülerduden. Damit soll die «Geheimsprache» der Wissenschaft aufgebrochen und der

das Lesen von Sachbüchern oft beeinträchtigende Zwang vermieden werden, sich die Bedeutung von Fachausdrücken merken zu müssen.
- **Das Buch benutzt Analogien.** In diesem Buch werden zahlreiche – mitunter auch augenzwinkernde – Vergleiche gezogen. Damit soll die sehr fremde und nicht erfahrbare Welt des Gehirns in Beziehung treten zur alltäglichen Erfahrungswelt – etwa wenn die komplexen elektrischen Mechanismen der Nervenzelle anhand des Treibens in einem Bierzelt erläutert werden.
- **Das Buch ist kurz.** Da heute kaum jemand mehr das Interesse oder auch nur die Möglichkeit hat, sich intensiv und zeitaufwändig mit einem für ihn fremden Thema auseinanderzusetzen, ist der eigentliche Textteil sehr knapp gehalten und kann gut an einem Wochenende gelesen werden.
- **Das Buch verwendet keine Schemata.** Wissenschaftliche Abbildungen und Schemata erfordern einen Umgang mit dieser Art der Informationsdarstellung, die man erst erlernen muss und die daher für viele Menschen nicht hilfreich ist. Deshalb gibt es in diesem Buch nur vier erläuternde Abbildungen, die die Lage von Teilen des Gehirns und Nervensystems nachvollziehbar machen sollen.
- **Das Buch ist auch ein Nachschlagewerk.** Das Buch hat ein Glossar, das die (im Text nicht verwendeten) Fachbegriffe der Hirnforschung einfach definiert, sodass man auch später – zum Beispiel beim Lesen eines Zeitungsartikels – unverständliche Begriffe nachschlagen kann. Diese Fachbegriffe des Glossars sind über Fußnoten dem Text des Buches zugeordnet, sodass der Leser dieses Buches erfahren kann (wenn er will), wie man den Sachverhalt in der wissenschaftlichen Terminologie bezeichnet.

Beim Inhalt des Buches wurde versucht, die Auswahl so zu treffen, dass alles Wesentliche zum Gehirn darin enthalten ist und der dargestellte Zusammenhang ein Gesamtverständnis bewirkt. Das Verständnis der Arbeitsweise des Gehirns wurde dabei über punktuelles Wissen, Vollständigkeit und Detailinformation gestellt. So ist in diesem Buch das beschrieben, was wir über das Gehirn wissen, und nicht das, was wir nur bruchstückhaft verstehen, gerne wissen würden oder von der Hirnforschung beantwortet haben möchten. Deshalb nehmen auch Bereiche wie Bewusstsein und Denken nicht so viel Platz ein, wie wir es uns alle eigentlich wünschen würden.

Das Buch ist in eine Einführung und sieben weitere Kapitel aufgeteilt.

- **Einführung.** In diesem Kapitel wird all das beschrieben, was man unbedingt über das Gehirn wissen muss und was man als Grundlage braucht, um die anderen Kapitel zu verstehen.
- **Die Bausteine.** Hier werden die wichtigsten Bausteine des Gehirns, die Nervenzellen und die Gliazellen, vorgestellt, und es wird erläutert, wie sie funktionieren und welche Aufgaben sie haben.
- **Der Input.** Dieses Kapitel beschäftigt sich mit all dem, was an Information in unser Gehirn hineinkommt und wie das Gehirn damit umgeht. Das sind vor allem die Informationen aus unserer Umwelt und aus unserem Körper, die wir über unsere Sinne Fühlen, Sehen, Hören, Riechen und Schmecken erhalten.
- **Der Output.** Hier wird dargestellt, was aus dem Gehirn herauskommt und wie das Gehirn das macht. Welche Informationen oder auch Befehle erzeugt unser Gehirn,

damit unsere Organe gesteuert werden und wir uns bewegen oder sprechen können?
- **Die Veränderungen.** Dieses Kapitel widmet sich dem permanenten Umbau des Gehirns, der bereits vor der Geburt beginnt und bis zum Ende unseres Lebens andauert. Dazu zählen die Entwicklung des Gehirns vom Ungeborenen bis zum Erwachsenen und dann auch die Umbauprozesse, die Grundlage von Lernen und Gedächtnis sind.
- **Die Höchstleistungen.** In diesem Kapitel werden die höchstentwickelten und komplexesten Leistungen des menschlichen Gehirns behandelt, zu denen Bewusstsein, Denken, Sprache, Schlaf und Emotionen gehören.
- **Die Hirnerkrankungen.** Hier wird dargestellt, was wir über die für uns wichtigsten Hirnerkrankungen Alzheimer, Epilepsie, Schlaganfall, Parkinson und Multiple Sklerose wissen und welche Funktionsstörungen diesen Erkrankungen zugrunde liegen.
- **Die Methoden.** Im letzten Kapitel werden die Untersuchungsmethoden erläutert, die in der Hirnforschung, aber auch bei der Diagnose von Hirnerkrankungen eingesetzt werden und mit denen wir die wichtigsten Informationen über das Gehirn gewonnen haben.

Wie sollte man das Buch lesen? Man kann es kapitelweise lesen oder auch am Stück, etwa an einem Wochenende, und sich dabei immer mal eine Wiederholung gönnen. Wer weniger Zeit hat, sollte die Einführung lesen und dann das Kapitel, das ihn besonders interessiert. Wer mehr Zeit und Lust hat, kann nach dem Lesen eines Kapitels anhand der Fußnoten nachschauen, wie die wissenschaftlichen Fachbegriffe lauten. Und dann kann man das Buch noch in Griffweite liegen lassen, um beim Lesen des Wissenschaftsteils der Tageszeitung oder bei Fernsehnachrichten zu neuesten Entdeckungen der Hirnforschung die dort verwendeten und einem vielleicht nicht gebräuchlichen Fachbegriffe im Glossar nachzuschlagen.

Ich wünsche Ihnen viel Nutzen, aber auch viel Vergnügen auf dem Leseweg zum Verstehen des komplexesten, kompliziertesten und faszinierendsten Forschungsgegenstands der Menschheit.

Frankfurt am Main, Februar 2010
Michael Madeja

Einführung
Was man unbedingt wissen muss

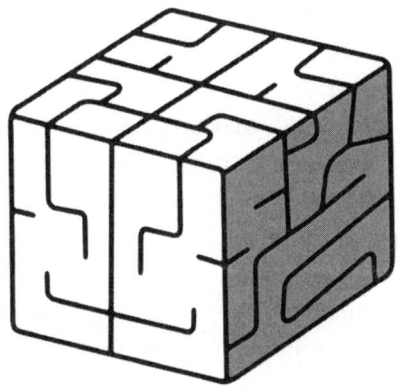

Das menschliche Gehirn ist etwas mehr als ein Kilogramm schwer und füllt den oberen Teil des Kopfes aus. Die Unterseite des Gehirns liegt im vorderen Kopfteil in Höhe der Augenbrauen, reicht weiter hinten bis zur Mitte der Ohren und setzt sich in einer stielartigen Form nach unten in den Hohlraum der Wirbelsäule fort. Dieser Abschnitt des Nervensystems wird als Rückenmark bezeichnet, er reicht von den Ohren bis auf die Höhe der untersten Rippe. Die Begrenzung auf den oberen Bereich des Körpers ist auch der Grund, warum Brüche des oberen Teils der Wirbelsäule zu einer Querschnittslähmung führen können, während dies bei Brüchen der Wirbelsäule unterhalb der Rippen nur sehr selten der Fall ist.

Aus diesem komplexesten Teil des Nervensystems[184] gehen von der Unterseite des Gehirns und in regelmäßigen Abständen aus dem Rückenmark die Nerven hervor, die fadenartig erscheinen und die, je weiter sie vom Rückenmark oder Gehirn entfernt sind, immer verzweigter und dünner werden. So ist der dickste Nerv, der bei Bandscheibenproblemen oft betroffene Ischiasnerv, in der Nähe der Wirbelsäule daumendick, während die dünnsten Nerven weitaus dünner als ein Haar sind.

! *Das Gehirn wird von drei großen Gehirnteilen gebildet.*

Von außen fallen drei Teile des Gehirns auf:

Erstens ein durch unregelmäßige Furchungen charakterisierter Bereich, der den ganzen oberen Teil des Gehirns bildet und aufgrund seiner Größe als Großhirn bezeichnet wird. Im Großhirn laufen die meisten und vor allem die höchsten geistigen Leistungen des Menschen ab.

Vom Großhirn abgesetzt, an seiner Unterseite und etwa im Bereich hinter den Ohren, liegt ein stärker regelmäßig und feiner gefurchter Teil des Gehirns, der beim Menschen kleiner als das Großhirn ist und demgemäß als Kleinhirn[31] bezeichnet wird. Dieser Bereich hat vor allem Aufgaben bei der Steuerung der Muskeln. Bei Vögeln, die beim Fliegen sehr viel komplexere Bewegungen ausführen müssen als wir Menschen, die wir uns beim Gehen nur auf einer Ebene bewegen, ist das Kleinhirn daher im Verhältnis zum Großhirn auch viel größer.

Als dritter und letzter Teil ist dann noch der ebenfalls an der Unterseite des Gehirns liegende, baumstammartige Bereich des Gehirns zu nennen, der in das Rückenmark übergeht und Hirnstamm heißt. Dieser Teil ist Leitungsbahn oder Umschaltstation zwischen Gehirn und Rückenmark und enthält daneben noch Bereiche, die lebenswichtige Funktionen wie Schlafen und Atmen steuern. Da sie leicht zum Tod führen können, sind Verletzungen im Hirnstamm von Ärzten besonders gefürchtet.

! *Das Gehirn hat zwei Hälften.*

Wenn man das Gehirn von vorne und oben betrachtet, sieht man vor allem die Masse des Großhirns, die in der Mitte von einer großen Furche, etwa von der Höhe der Nasenwurzel nach hinten laufend, in zwei gleich große Abschnitte geteilt wird. Die beiden Abschnitte erinnern grob an zwei Halbkugeln und werden dementsprechend auch als Hemisphären des Großhirns bezeichnet. Diese Teilung spiegelt den symmetrischen Aufbau unseres Körpers wider, also dass wir zwei Arme, zwei Beine, zwei Augen haben. Jede Hemisphäre ist dabei grundsätzlich für eine Körperseite zuständig, jedoch in gekreuzter Weise, sodass die linke Hirnhälfte den rechten Arm steuert und

16 Einführung

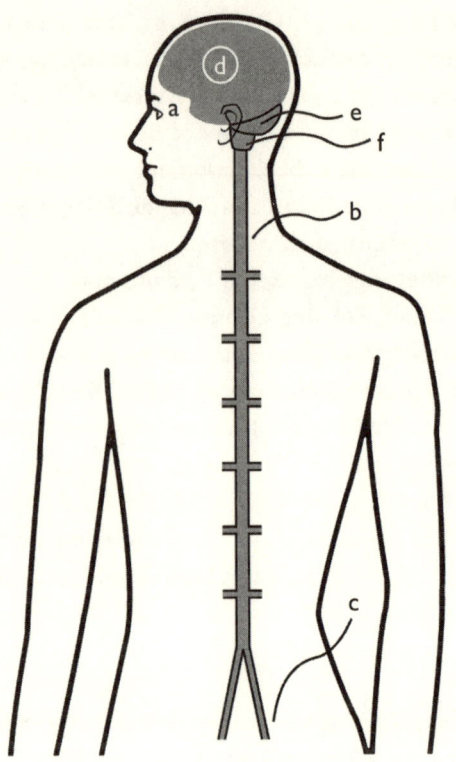

a Gehirn

b Rückenmark

c Nerven

d Großhirn

e Kleinhirn

f Hirnstamm

die rechte den linken Arm. Deshalb zeigen zum Beispiel Lähmungen der rechten Körperseite dem Arzt an, dass die Hirnschädigung in der linken Großhirnhemisphäre liegt.

Neben dieser grundsätzlichen symmetrischen Zuständigkeit gibt es aber auch Funktionen, die ganz oder weitestgehend nur von einer Großhirnhälfte übernommen werden,[87] zum Beispiel die Sprache, die in der Regel im linken Teil des Großhirns lokalisiert ist. Und es gibt Funktionen, die das Zusammenwirken beider Hirnhälften erfordern, beispielsweise das Abschätzen von Entfernungen oder das räumliche Sehen, das über die Verrechnung der Bildinformationen beider Augen erfolgt. Für diese Aufgaben sind die beiden Hirnhälften miteinander verbunden.[25]

! *Das Gehirn hat graue und weiße Anteile.*

Um eine Innenansicht des Gehirns zu bekommen, kann man sich vorstellen, das Großhirn an einer Stelle ganz durchzuschneiden, etwa wie man beim Essen einen Blumenkohl auf dem Teller halbiert. Wenn man dann auf die Schnittfläche sieht, fällt zunächst auf, dass das Gehirn bis auf wenige Hohlräume massiv ist. Diese Hohlräume[71] sind mit einer besonderen Flüssigkeit[32, 90] gefüllt, die auch den Raum zwischen der Oberfläche des Gehirns und der Schädelinnenseite ausfüllt.

Bei den massiven Teilen des Gehirns ist die außen liegende, wenige Millimeter dicke Schicht grau, was ihr den Namen «graue Substanz» eingetragen hat. Da die graue Substanz wie die Rinde eines Baumes das Gehirn umhüllt, wird diese Schicht als Hirnrinde[35] bezeichnet. Die Hirnrinde ist der eigentliche Ort der Informationsverarbeitung und der höchsten menschlichen Leistungen; sie ist beim

Menschen größer als bei fast allen Tieren. Erreicht wird dies durch die Faltung der Hirnrinde, die von außen als Furchung des Großhirns erscheint, so wie man ein großes Stück Stoff nur in eine kleine Schachtel bekommt, indem man den Stoff faltet oder zusammenknüllt. Wäre die Hirnrinde ungefaltet, müsste unser Kopf so groß wie der eines Elefanten sein. Er wäre dann nicht nur ziemlich schwer, sondern die Informationswege innerhalb des Gehirns würden auch zu lang.

Unter der Hirnrinde liegt eine sehr viel hellere Gehirnmasse, die als weiße Substanz bezeichnet wird. Ihre Farbe kommt vor allem durch den hohen Fettanteil zustande, so wie auch Butter und Bratfett nahezu weiß sind. Die weiße Substanz hat Leitungs- und Verbindungsfunktion innerhalb des Gehirns. In der weißen Substanz im Innern des Gehirns liegen inselartig eingebettet andere Teile grauer Substanz,[26, 54] deren Aufgabe in spezialisierten, nicht bewusst wahrgenommenen Funktionen liegt.

! Die Nervenzellen sind die Bausteine des Gehirns.

Wenn man ein Stückchen des Gehirns, vielleicht einen fingernagelgroßen Teil, auf die Ausmaße eines Einfamilienhauses vergrößern würde, könnte man erkennen, dass das Gehirn aus kleinen Bausteinen besteht, den Nervenzellen.[110] Grundsätzlich handelt es sich um winzige, flüssigkeitsgefüllte Säckchen mit Ausstülpungen. Die Größe des Körpers[155] einer Nervenzelle beträgt etwa ein hundertstel Millimeter; in unserem gedanklichen Vergrößerungsbeispiel wäre jede Nervenzelle in etwa so groß wie ein Würfelzuckerstück – verglichen mit einem Haus also sehr klein.

Nervenzellen sind also offensichtlich winzig, und es muss eine ganze Menge davon in unserem Gehirn geben.

Bisher gibt es zur Zahl der Nervenzellen im Gehirn nur Schätzungen, die sich zwischen zehn und hundert Milliarden bewegen. Auch diese Zahl ist zu groß, um sie sich vorstellen zu können. Für unsere Belange reicht der sogar noch untertreibende Vergleich, dass es in jedem Gehirn so viele Nervenzellen gibt wie Menschen auf der gesamten Erde, also ein paar hunderttausend gefüllte Fußballstadien, ausverkaufte Rockkonzerte oder Städte.

! *Das Aussehen der Nervenzellen ist durch ihre Fortsätze bestimmt.*

Neben ihrer Winzigkeit und ungeheuer großen Anzahl verfügen die Nervenzellen noch über andere charakteristische Merkmale: So haben sie besondere Formen, die je nach Hirnteil sehr unterschiedlich sind und die sich vor allem durch sehr dünne und lange Ausstülpungen auszeichnen, durch die Fortsätze der Nervenzellen.[23, 37] Diese sind ebenfalls mit Flüssigkeit gefüllt und lassen sich daher eher als winzige Schläuche betrachten. Nervenzellfortsätze können beim Menschen bis zu zwei Meter lang sein und haben eine Dicke von wenigen bis zu einem tausendstel Millimeter. Würde man einen Nervenzellfortsatz auf die Höhe eines Hochhauses vergrößern, wäre er immer noch weit dünner als ein Haar.

Zudem sind die Nervenzellfortsätze in der Regel sehr stark verzweigt, sodass Nervenzellen primär aus Fortsätzen zu bestehen scheinen und manchmal Verzweigungen wie beim Astwerk eines Baumes bilden. Stellen wir uns einen Augenblick vor, eine Nervenzelle des Kleinhirns hätte die Ausmaße unseres Körpers; dann hätte sie etwa fünfzig Arme mit einer Länge von hundert Metern, wobei an jedem Arm durchschnittlich fünfzig Hände säßen.

! Die Nervenzellen werden durch Gliazellen gestützt und versorgt.

Es ist klar, dass ein System aus derart dünnen und verzweigten, schlauchartigen Nervenfortsätzen sofort in sich zusammenfiele, würde es nicht gestützt. Im Gehirn übernimmt diese Stützfunktion ein anderer Typ flüssigkeitsgefüllter Säckchen. Sie füllen die Hohlräume zwischen den Nervenzellen und den Nervenzellfortsätzen aus und werden als Gliazellen bezeichnet. Das Stützen funktioniert etwa so, als würde man gekochte Spaghetti in Aspik legen – das würde die Spaghetti in ihrer Form halten.

Neben der Haltefunktion erfüllen die Gliazellen noch eine Reihe anderer Aufgaben, die mit der Ernährung und Unterstützung der Nervenzellfunktion zusammenhängen. Ebenso wie bei den Nervenzellen kennt man auch die genaue Anzahl der Gliazellen nicht. Man weiß lediglich, dass es sehr viel mehr Gliazellen als Nervenzellen gibt, wahrscheinlich etwa zehnmal mehr, also etwa zwischen hundert Milliarden und einer Billion Gliazellen in jedem Gehirn.

! Die Nervenzellen tauschen über die Nervenzellfortsätze Informationen aus.

Der Sinn der intensiven Verzweigung der Nervenzellen[110] liegt im Kontakt zu anderen Nervenzellen. Auf diese Weise kann Information von einer Nervenzelle an andere Nervenzellen weitergegeben werden, wobei die Kontaktstellen[167] vor allem im Bereich der Nervenzellfortsätze liegen. Man schätzt, dass jede Nervenzelle im Mittel mit sechs- bis zehntausend anderen Nervenzellen Kontakt hat. Auch das ist wieder eine schwer vorstellbare Größe. Vielleicht hilft es, sich selbst mit einer Nervenzelle im Gehirn zu vergleichen und sich vor Augen zu führen, mit wie vielen Menschen man an einem Tag Kontakt hat, vom ganz flüchtigen Augenkontakt, dem Zunicken des Kollegen, über Telefongespräche bis zum Zusammensein mit den Menschen, die einem am nächsten stehen. Wenn man sich jetzt weiter vorstellt, dass auch alle anderen Menschen auf der Erde in etwa so viele Kontakte an einem Tag haben wie man selbst, so vermittelt die gesamte an einem Tag ablaufende Kommunikation der Menschheit ein Bild davon, was im Gehirn an Nervenzellkommunikation vor sich geht – nur mit dem Unterschied, dass wir vielleicht zehnmal mehr Nervenzellen im Gehirn haben, als es Menschen auf der Erde gibt, dass jede von ihnen vielleicht hundertmal mehr Kontakte hat als ein Einzelner von uns und dass im Gehirn in jeder Sekunde erfolgt, was bei uns an einem Tag passiert. Es ist deshalb wohl nicht übertrieben, wenn man sagt, dass das Gehirn die komplexeste und komplizierteste Struktur ist, die die Menschheit kennt.

! Die Kontakte zwischen den Nervenzellen ändern sich ständig.

Noch weiter verkompliziert wird die Struktur des Gehirns dadurch, dass sich die Kontakte zwischen den Nervenzellen ständig verändern. Ein intensiver Kontakt zwischen zwei Nervenzellen führt zur Verstärkung der Kontakte oder sogar zu neuen Kontakten, ein lange nicht genutzter Kontakt zum Abbau. Dies ist ein grundlegender Unterschied zum Computer, der eine feste Verdrahtung besitzt. Das Gehirn dagegen ändert ständig, in diesem Augenblick und in jedem Lebensalter, seinen Aufbau und seine Kontaktstellen[167] zwischen den Nervenzellen. Diese Eigenschaft führt dazu, dass wir unser Gehirn an neue Situationen anpassen können oder, schlicht gesagt, dass wir lernen können.

! *Die Nervenzellen verständigen sich elektrisch.*

Natürlich ist der Vergleich der Nervenzellkommunikation mit dem gesamten zwischenmenschlichen Kontakt nicht ganz zutreffend, denn im Gegensatz zur Kommunikation zwischen Menschen, die auf ganz verschiedene Arten erfolgen kann – etwa über Gespräche, Blicke, E-Mails, Gefühle, Berührungen –, benutzt das Gehirn nur ein Prinzip: die Veränderung der elektrischen Spannung. So können Nervenzellen für Bruchteile von Sekunden elektrische Spannungspulse[8] erzeugen. Dieser kurze Spannungspuls ist in etwa so wie das ganz kurze Anknipsen einer Taschenlampe. Mit der Betätigung des Schalters wird die in der Batterie befindliche elektrische Spannung an der Glühbirne wirksam und erzeugt das Leuchten der Taschenlampe. Nur dass der Spannungspuls in der Nervenzelle mit der Dauer von einer tausendstel Sekunde sehr, sehr kurz ist.

Die kurzen Spannungspulse sind gleichsam die Buchstaben der Sprache der Nervenzellen; die Anzahl der Spannungspulse, ihre Abstände voneinander und ihre Häufigkeit pro Zeitabschnitt sind die Wörter. Die gesamten Informationen, die die Nervenzellen verarbeiten und miteinander austauschen, sind in den zeitlichen Mustern dieser Spannungspulse niedergelegt. Denken Sie einfach an zwei Kinder, die sich mit Taschenlampen in der Nacht verständigen: Einmal anknipsen könnte zum Beispiel heißen: «Ja.» Zweimal: «Du kannst rüberkommen.» Zweimal und mit zeitlichem Abstand dazu erneut zweimal: «Hast du ein Messer dabei?»

Die Veränderung der elektrischen Spannung in der

Nervenzelle erfolgt durch winzige Schalter.[78, 88, 157, 173] Diese sind so klein, dass man die gesamte Weltbevölkerung auf einem Stecknadelkopf unterbringen könnte, wenn jeder Mensch lediglich so groß wie ein solcher Schalter wäre. Bei diesen Schaltern handelt es sich um kleine Körperchen, die in der Wand der Nervenzelle sitzen und sich bei Reizungen, wie der Anbindung von Substanzen, so verändern, dass sie ein Röhrchen bilden, durch das geladene Teilchen kurzzeitig in die Nervenzelle einströmen können. Der Strom, der durch ein einzelnes solches Körperchen fließt, ist dabei so gering, dass man das Körperchen schon hundert Jahre aktiviert halten müsste, bevor man genügend elektrische Ladung beisammenhätte, um eine Glühbirne auch nur eine hundertstel Sekunde zum Leuchten zu bringen.

! *Die Informationsverarbeitung der Nervenzellen ist hierarchisch organisiert.*

Werden die Kinder in unserem Beispiel mit der Taschenlampe von anderen Kindern beobachtet, kann die Kommunikation dazu führen, dass auch diese Kinder aktiv werden. So könnte zum Beispiel die Taschenlampenkommunikation: «Hast du ein Messer dabei?», Antwort: «Ja», dazu führen, dass ein drittes Kind eine Schlussfolgerung aus dem Dialog zieht, etwa derart: «Die können etwas Dummes machen», und diese Schlussfolgerung wiederum mit der Taschenlampe an die Eltern weitergibt. Das ist eine Informationsverarbeitung, und so funktioniert es auch im Gehirn: Genau definierte Folgen von Spannungspulsen[8] in zwei Nervenzellen führen zur Auslösung von Spannungspulsen in einer dritten, übergeordneten Nervenzelle. Dies kann sich über mehrere Hierarchieebenen fortsetzen, sodass also bestimmte Folgen von Spannungspulsen in dritten Nervenzellen wieder zu Spannungspulsen in der nächsthöheren Ebene von Nervenzellen führen. Auf diese Weise gelangt man von Ebene zu Ebene zu immer komplexeren Mustern, die erfolgen müssen, bevor die jeweiligen Nervenzellen aktiv werden. Bei der Verarbeitung der über die Augen aufgenommenen Bilder gibt es auf der untersten Hierarchieebene in der Hirnrinde[35] etwa Nervenzellen, die einfach bei Licht aktiv werden, während die Nervenzellen auf hohen Hierarchieebenen erst dann Spannungspulse erzeugen, wenn ein Licht aus einer bestimmten Richtung, in einer bestimmten Bewegung und mit einer bestimmten Geschwindigkeit an den Augen vorbeigeführt wird.

Insgesamt bewirkt der hierarchische Aufbau des Gehirns eine Informationsverarbeitung, die mit jedem Verarbeitungsschritt immer weniger Nervenzellen einbezieht. Man kann sich das wie eine riesige Firma vorstellen: Hunderte Sachbearbeiter, die ihre Information an vielleicht zwanzig Abteilungsleiter weitergeben, die wiederum an fünf Geschäftsführer berichten, von denen dann der Chef informiert wird. Andererseits wird im Gehirn die Information einer Nervenzelle aber auch verteilt: Jede Nervenzelle steht mit Tausenden anderen in Kontakt und gibt deshalb ihre Information, also ihr Muster an Spannungspulsen, an Tausende Nervenzellen weiter, von denen jede Einzelne wieder mit Tausenden von anderen in Kontakt steht. Obschon die Wirkung der Spannungspulse von Übertragung zu Übertragung und Nervenzelle zu Nervenzelle abnimmt, kann man sagen, dass jeder Spannungspuls in einer Nervenzelle die Wahrscheinlichkeit eines Spannungspulses in allen anderen Nervenzellen des Gehirns beeinflusst – bei einigen Nervenzellen sehr stark, bei den meisten indessen nur gering oder im Grunde nicht wahrnehmbar.

Dieses Prinzip der immer weiteren Spezialisierung auf immer höheren Hierarchieebenen von Nervenzellen setzt sich jedoch nicht unbegrenzt fort, denn die in der Wissenschaft oft veranschaulichend so genannte «Großmutternervenzelle» – eine Nervenzelle, die nur dann aktiv wird, wenn wir unsere Großmutter sehen – gibt es nicht. So dürften vor allem komplexe Sachverhalte und die höchsten Leistungen des menschlichen Gehirns nicht der Aktivierung ganz spezieller und allein dafür zuständiger Nervenzellen in der Hirnrinde zugeordnet sein. Vielmehr scheinen ab einer bestimmten Komplexität der Information und ab einer sehr hohen Hierarchieebene von Nervenzellen in der Hirnrinde Zahl und Anordnung der aktivierten Nervenzellen zu weiteren Wahrnehmungsprozessen zu führen, die nicht von der Aktivierung spezieller Nervenzellen abhängen. Etwa so, als würde ein nächtlicher Spaziergänger, der die Taschenlampenkommunikation der Kinder und ihrer Eltern sieht, daraus die Schlussfolgerung ziehen: «Die Familie ist verrückt!»

Die Bausteine
Was Nervenzellen und Gliazellen machen

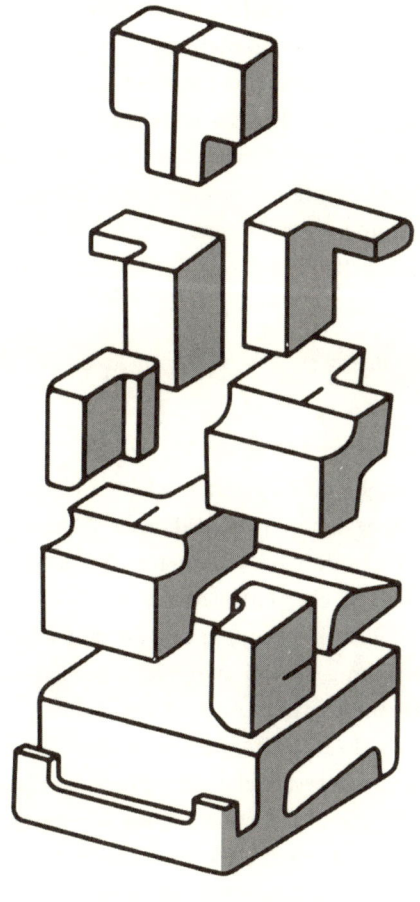

Das Gehirn besteht aus mehreren Milliarden Bausteinen – kleinen, mit Flüssigkeit gefüllten Säckchen, die allgemein Zellen genannt werden und von denen es verschiedene Formen gibt. Die wichtigsten Bausteine sind die Nervenzellen,[110] die die Informationsverarbeitung betreiben, sowie die Gliazellen, die für die Nervenzellfunktion unerlässlich sind. In diesem Kapitel, das sicher das schwierigste dieses Buches ist, wird beschrieben, wie die einzelne Nervenzelle funktioniert, die selbst einen eigenen und schon ziemlich komplizierten Kleincomputer im Supercomputer Gehirn darstellt. Und es wird dargestellt, wie die Gliazellen bei dieser Funktion helfen.

! *Die Fortsätze der Nervenzelle sind für die Informationsverarbeitung zuständig.*

Nervenzellen sind winzige Zellen, die eine sehr dünne Wand[183] haben und aus einem kleinen Körper und langen Fortsätzen bestehen. Der Zellkörper[155] hat nur eine Größe von einem hundertstel Millimeter, die Nervenzellfortsätze können jedoch über einen Meter lang sein. Die Form der Fortsätze, ihre Verzweigung und Anzahl sowie ihre Länge unterscheiden sich bei den Nervenzellen der verschiedenen Hirnteile, während sich die Zellkörper überall im Gehirn ähneln. Der Zellkörper fungiert als Versorgungszentrum der Nervenzelle und produziert die Bausteine und Stoffe, die die Nervenzelle für ihre Funktion und für ihr Überleben braucht. Für die Informationsverarbeitung sind die Nervenzellfortsätze zuständig. Die Mehrzahl von ihnen nimmt die Informationen anderer Nervenzellen auf,[37] und nur ein Fortsatz,[23] der aber sehr stark verzweigt sein kann, gibt danach die von der Nervenzelle verrechneten Informationen an andere Nervenzellen weiter. Dieses Funktionsprinzip gleicht einem Bankkundenberater, der von vielen Personen Informationen über Anlagemöglichkeiten bekommt und dann das Resultat seiner Überlegungen als Anlageempfehlung an seine Kunden weiterreicht.

! Die Nervenzelle arbeitet mit dem Transport elektrisch geladener Teilchen.

Die Verrechnung der in die Nervenzelle einlaufenden Informationen erfolgt, indem elektrisch geladene Teilchen transportiert werden. Der Begriff der elektrischen Ladung charakterisiert dabei nur die besondere Eigenschaft dieser Teilchen, elektrische Spannung erzeugen zu können, wie man sie von der Steckdose oder Batterien her kennt: Die Anhäufung von Teilchen an einer Stelle bedeutet, dass dort mehr elektrische Ladung als an einer anderen Stelle vorhanden ist, wodurch eine elektrische Spannung zwischen den beiden Stellen entsteht. Vergleichen lässt sich diese Situation mit einer Kantine, in der sich die größere Gruppe von Essern an der einen Ausgabestelle bedienen muss, während für eine kleinere Gruppe eine eigene Ausgabestelle bereitsteht – die zwangsläufige Folge ist Spannung zwischen den beiden Gruppen von Kantinenbenutzern.

Im Nervensystem handelt es sich vor allem um geladene Teilchen von Kalium und Natrium. Diese Teilchen gibt es in vielen Flüssigkeiten, etwa auch im Mineralwasser und in allen Flüssigkeiten des menschlichen Körpers. Dies ist ein weiterer großer Unterschied des Gehirns zum Computer. Dieser arbeitet zwar ebenfalls mit elektrischen Spannungen, dabei handelt es sich aber um ganz andere geladene Teilchen, nämlich um die des normalen Haushaltsstromes, den man der Steckdose entnehmen kann.

! *Die elektrisch geladenen Teilchen sind durch Pumpen unterschiedlich verteilt.*

Bei den Nervenzellen werden die Kalium- und Natriumteilchen unterschiedlich verteilt. So gibt es in der Flüssigkeit im Inneren der Nervenzellen viele Kaliumteilchen, in der die Nervenzelle umgebenden Flüssigkeit dagegen nur wenige davon. Bei den Natriumteilchen verhält es sich genau umgekehrt. Denken Sie etwa an ein Bierzelt, von dem wir annehmen wollen, dass sich in seinem Inneren viele satte Biertrinker – das sind die Kaliumteilchen – und nur wenige durstige Biertrinker – das sind die Natriumteilchen – aufhalten, während sich die Situation vor dem Zelt genau umgekehrt verhält: Dort befinden sich lediglich wenige satte und sehr viel mehr durstige Biertrinker.

Diese unterschiedliche Verteilung der Kalium- und Natriumteilchen wird durch Pumpen[105] bewirkt. Dies sind kleine Eiweißpartikel, die in der Wand der Nervenzelle sitzen und Teilchen zwischen der Flüssigkeit im Inneren der Nervenzelle und der sie umgebenden Flüssigkeit austauschen. Dabei werden die Kaliumteilchen aus der umgebenden Flüssigkeit ins Innere der Nervenzelle transportiert und die Natriumteilchen aus dem Inneren der Nervenzelle nach draußen. Es handelt sich hierbei um einen Austausch, sodass die Gesamtanzahl der Teilchen sowohl im Inneren der Nervenzelle wie auch in ihrem Umgebungsraum gleich bleibt. Im Bild des Bierzelts würde es sich dabei um einen Einlasskontrolleur handeln, der paradoxerweise nur bereits satte Biertrinker ins Zelt hineinlässt und dafür im Zelt befindliche Durstige hinauswirft. So entsteht mit der Zeit ein Überschuss an satten Biertrinkern im Zelt und an Durstigen vor dem Zelt – und es entsteht Unruhe.

Auch die Pumpe in den Nervenzellen hat die Aufgabe, mit der unterschiedlichen Verteilung der Kalium- und Natriumteilchen Unausgeglichenheit zu erzeugen. Denn die Kalium- wie die Natriumteilchen haben die Tendenz, sich in allen Flüssigkeitsräumen gleich zu verteilen und so im Inneren der Nervenzelle wie in der Umgebung in gleicher Menge vorhanden zu sein. Das geht zu wie bei einem Buffet in zwei Räumen, bei dem die Teilnehmer, nachdem sie ihren Teller gefüllt haben, anfangs zu den nächststehenden Tischen streben, dann aber, wenn diese schon gut besetzt sind, auch die Tische im anderen Raum zu belegen beginnen, sodass schließlich alle Teilnehmer gleichmäßig über die beiden Räume verteilt sind. So haben auch die Kaliumteilchen die Tendenz, aus dem Inneren der Nervenzelle, wo sie in großer Häufigkeit vorhanden sind, in den Raum außerhalb der Nervenzelle zu gelangen, um hier ihre geringe Zahl zu erhöhen. Umgekehrt wollen die Natriumteilchen ins Innere der Nervenzelle strömen, da hier ihre Anzahl viel geringer als in der Umgebung der Nervenzelle ist.

! *Der Ausstrom weniger Teilchen erzeugt den Ruhezustand der Nervenzelle.*

In der Wand der Nervenzelle gibt es nun aber Körperchen[78, 88] mit kleinen Öffnungen, durch die wohl einige wenige Kaliumteilchen hindurchpassen, jedoch keine Natriumteilchen. Dies führt dazu, dass einige Kaliumteilchen ihrer Tendenz folgen können und aus dem Innern der Nervenzelle nach außen gelangen. Dadurch verringert sich die Anzahl der geladenen Teilchen im Zellinneren und erhöht sich im Umgebungsraum der Nervenzelle. Im

Beispiel des Bierzeltes handelte es sich um von innen sichtbare Schlupflöcher in der Zeltwand, durch die sich der eine oder andere satte Biertrinker, der endlich das Bierzelt verlassen möchte, unbemerkt davonschleichen könnte. Wenn diese Löcher von außen nicht sichtbar oder passierbar sind und wenn der Einlasskontrolleur stets nur weiterhin einen Satten gegen einen Durstigen austauscht, dann würde die Anzahl der Personen im Zelt leicht abnehmen. Der abnehmenden Menge an Personen im Bierzelt entspricht bei der Nervenzelle ein Weniger an geladenen Teilchen im Zellinneren,[73] verursacht durch den leichten Ausstrom der Kaliumteilchen. Dadurch entsteht eine elektrische Spannung zwischen dem Inneren und dem Umgebungsraum der Nervenzelle, die durch ein Minus an elektrischer Ladung im Zellinneren charakterisiert ist.

Der Ausstrom elektrischer Ladung aus dem Inneren der Nervenzelle ist der Grundzustand, den jede Nervenzelle braucht, um an der Informationsverarbeitung im Gehirn teilnehmen zu können. Es ist der Ruhezustand einer für Aktivität bereiten, aber noch nicht aktiven Nervenzelle.[145]

! *Für den Ruhezustand braucht die Nervenzelle Energie.*

Schaut man sich die Verteilung und Bewegung der Kalium- und Natriumteilchen an, so verlaufen die meisten daran mitwirkenden Vorgänge gewissermaßen von selbst und natürlich und nur ein Vorgang durch Zwang: die Aktivität der Pumpen,[105] mit der die Kaliumteilchen gegen ihr Bestreben in die Nervenzelle gebracht und die Natriumteilchen aus der Zelle heraustransportiert werden. Dies ist auch der einzige Vorgang, der Energie verbraucht und für den das Gehirn Energie benötigt, die ihm über die Ernährung und Blutversorgung zugeführt wird. Andersherum betrachtet, führt ein Versagen der Durchblutung, etwa bei einem Herzstillstand, zu einem Energiemangel im Gehirn, durch den die Pumpen der Nervenzellen ausfallen, die Ungleichverteilung der Kalium- und Natriumteilchen nicht mehr aufrechterhalten werden kann und so die Nervenzellen nicht mehr fähig sind, Informationen zu verarbeiten. Die Energiereserven, die das Gehirn selbst besitzt, sind so gering, dass bereits wenige Sekunden nach einem Herzstillstand die Informationsverarbeitung im Gehirn zusammenbricht und der Betroffene ohnmächtig wird.

! *An den Kontaktstellen der Nervenzellen werden geladene Teilchen transportiert.*

Die von der Nervenzelle aufrechterhaltene ungleiche Verteilung der Natrium- und Kaliumteilchen mit dem Mangel elektrischer Ladungen im Inneren ist der Ausgangszustand der Nervenzelle, der sie dazu befähigt, an der Informationsverarbeitung teilzunehmen. Zu diesem Zweck können andere Nervenzellen den bestehenden Mangel an elektrischen Ladungen verändern. Dafür gibt es besondere Kontaktstellen,[167] an denen die Endigung eines Nervenzellfortsatzes dicht an einer anderen Nervenzelle anliegt, sodass Information übertragen werden kann. Die beiden Nervenzellen[183] berühren sich dabei jedoch nicht, sondern die Wände der Nervenzellen sind noch durch einen winzigen Spalt[168] getrennt. Von der aktiven Nervenzelle werden nun besondere Stoffe[112] in den winzigen Spalt ausgeschüttet. Diese Übertragerstoffe können den Spalt durchqueren und die gegenüberliegende Wand der ruhenden Nervenzelle erreichen. Das ist so, als würde man in einer Badewanne am Kopfende viele Papierschiffchen aussetzen, von denen einige dann nach kurzer Fahrt an die Wand des Fußendes der Badewanne stoßen.

Bei der Nervenzelle bewirkt das Anstoßen der Überträgerstoffe,[112] dass diese sich an einen Teil[142] eines Körperchens[78, 173] binden, das nur in diesem Bereich der Wand der Nervenzelle liegt. Mit der Bindung formen sich die Körperchen um und bilden kleine Röhrchen, durch die Natriumteilchen gelangen können. Um beim Beispiel mit dem Bierzelt zu bleiben: Das Einströmen der Natriumteilchen bewirkt etwas Ähnliches, als ob an einer Stelle, an der Durstige vor dem Zelt stehen, für ein paar Sekunden eine kleine Tür geöffnet würde, sodass einige davon ins Bierzelt gelangen können. Nur dass der Vorgang, der im Bierzeltbeispiel einige Sekunden in Anspruch nehmen würde, bei der Nervenzelle innerhalb einer hundertstel Sekunde abläuft. Diese Zeit reicht aber aus, dass einige Natriumteilchen in die noch ruhende Nervenzelle kommen und hier den Mangel an Teilchen und damit an elektrischen Ladungen etwas abschwächen:[38, 46] Die Nervenzelle hat nun von einer anderen Nervenzelle eine Information erhalten.

Im Gehirn ist der Vorgang der Übertragung einer Information von einer Nervenzelle auf eine andere jedoch nicht auf das Einströmen von ein paar Natriumteilchen begrenzt. So gibt es auch Kontaktstellen, bei denen die in der Wand der Nervenzelle liegenden Körperchen ausschließlich Kaliumteilchen passieren lassen. In diesem Fall würden ein paar Kaliumteilchen das Innere der Nervenzelle verlassen und so den Mangel an Teilchen und elektrischen Ladungen verstärken.[76] In unserem Beispiel gliche dieser Vorgang dem kurzen Öffnen einer kleinen Tür im Bierzelt, in deren Nähe Sattgetrunkene stehen. Diese würden dann die Chance ergreifen, ohne weiteres Warten das Bierzelt zu verlassen, wodurch die Anzahl der Personen im Zelt weiter abnehmen würde. So ist in der Nervenzelle auch die weitere Verminderung der elektrischen Ladungen im Zellinneren eine Information, die eine Nervenzelle von einer anderen erhalten hat.

! *Der Transport an vielen Kontaktstellen summiert sich.*

Gewöhnlich reicht die aus dem Ein- oder Austritt von einigen wenigen Teilchen bestehende Information nicht aus, um in der ruhenden Nervenzelle irgendetwas auszulösen. Doch eine Nervenzelle steht mit ein paar tausend anderen in Kontakt. Wenn viele Nervenzellen auf eine ruhende Nervenzelle einwirken, dann kann aus den wenigen ins Innere der Nervenzelle gelangenden Natriumteilchen eine Flut werden, die zu einer deutlich wahrnehmbaren Zunahme an Teilchen und damit an elektrischen Ladungen in der Nervenzelle führt.[164] Im Beispiel des Bierzeltes gliche das dem kurzen Öffnen vieler kleiner Türen für die Durstigen, die dann in großer Zahl ins Zelt strömen würden. Diese Veränderung wäre durch das sich einstellende Gedränge an der Theke und den entstehenden Platzmangel rasch bemerkbar und würde bei den Betreibern des Bierzeltes zu Reaktionen führen.

! *Die Aktivierung vieler Kontaktstellen erzeugt kurze Spannungspulse.*

Ähnlich verhält es sich bei der Nervenzelle: Wenn an mehreren Stellen Natriumteilchen ins Zellinnere gelangen und der Mangel an Teilchen in der Nervenzelle deutlich zurückgeht, so kommt es zu einem Zustand, in dem die Nervenzelle darauf reagiert. Diese Reaktion fällt aber, zumindest scheinbar, paradox aus: Wenn eine größere, festgelegte Menge von Natriumteilchen in die Nervenzelle eingedrungen ist, werden wiederum andere in der Wand der Zelle befindliche Körperchen[78, 157] aktiviert, die dann den

Natriumteilchen den Weg völlig frei machen, mit der Folge, dass Natriumteilchen in großer Zahl – man schätzt bis zu einhunderttausend – in die Nervenzelle gelangen. Dadurch wird der Mangel an Teilchen aufgehoben und kann sogar ins Gegenteil umschlagen, sodass mehr Teilchen und damit elektrische Ladungen im Zellinneren als in der Umgebung der Nervenzelle sind. Das ist etwa so, als würde der Betreiber des Bierzeltes, nachdem schon über ein paar kurzzeitig geöffnete Türen Durstige ins Zelt gelangt sind, den Versuch der Kontrolle ganz aufgeben und auch die großen Tore öffnen. Dadurch könnten schlagartig viele Durstige ins Bierzelt strömen, sodass es in kurzer Zeit überfüllt wäre.

Allerdings wäre der Zustand der Überfüllung nur vorübergehend. Denn die offenen Türen und das zunehmende Gedrängel würden von den Satten allmählich bemerkt werden, und diese würden ihrerseits die Chance nutzen, nun das Bierzelt schnell zu verlassen. So würde das Gedrängel allmählich wieder abnehmen und die Zahl der im Zelt befindlichen Personen auf das normale Maß zurückgehen. Auch bei der Nervenzelle ist der Zustand, in dem sich viele Teilchen und damit elektrische Ladungen im Inneren befinden, sehr kurz; er dauert nur eine tausendstel Sekunde. Denn ein klein wenig verzögert führt das Eindringen der Natriumteilchen dazu, dass nun auch die Kaliumteilchen ihrer Tendenz folgen und die Nervenzelle verlassen. Die Verzögerung kommt dadurch zustande, dass die Körperchen, welche die Kaliumteilchen herauslassen, etwas langsamer aktiviert werden als diejenigen, welche die Natriumteilchen hineinlassen. Entscheidend ist jedoch die lediglich eine tausendstel Sekunde anhaltende Umkehrung des Mangels in einen Überschuss an Teilchen. Aufgrund der elektrischen Ladung der Teilchen kommt es zu einer sehr kurzen Spitze an elektrischer Ladung, zu einem kurzen elektrischen Spannungspuls,[8] der mit dem kurzzeitigen Anknipsen einer Taschenlampe vergleichbar ist.

! *Der Spannungspuls ist die elementare Informationseinheit des Gehirns.*

Dieser Spannungspuls ist die Reaktion der vorher ruhenden Nervenzelle auf die Aktivierung durch verschiedene andere Nervenzellen. Er ist das Verrechnungsergebnis einer Nervenzelle, die kleinste Informationseinheit, der einzige Buchstabe des Morsealphabets des Gehirns. Denn die Informationen des Gehirns werden in Abstand, Reihenfolge und Häufigkeit dieser Spannungspulse in den Milliarden Nervenzellen des Gehirns niedergelegt und verarbeitet. Der ganze aufwändige und komplizierte Mechanismus der Verteilung der Natrium- und Kaliumteilchen hat nur den Sinn, diese kurzen Spannungspulse zu ermöglichen und damit der Nervenzelle zu erlauben, in den Mustern von «Spannungspuls ein» und «Spannungsimpuls aus» ihre Informationen niederzulegen, weiterzuleiten und zu verarbeiten.

Die Informationsverarbeitung des kleinen Computers der einzelnen Nervenzelle besteht also darin, dass viele tausend Nervenzellen an die aufnehmenden Fortsätze einer Nervenzelle Informationen abgeben. Diese Informationen bestehen jeweils in geringen Vergrößerungen oder Verkleinerungen der Anzahl der elektrischen Ladungen im Innern der Nervenzelle. Diese Veränderungen können sich jedoch, wenn sie in großer Zahl vorkommen und viele Nervenzellen daran beteiligt sind, zu deutlichen Verschiebungen der elektrischen Ladung summieren. Hat die Anzahl elektrischer Ladungen im Inneren der Nervenzelle eine kritische Größe erreicht, wird ein kurzer und starker

Einstrom der elektrisch geladenen Teilchen ausgelöst, der als Spannungspuls in den abgebenden Nervenzellfortsatz läuft und an dessen Endigungen Überträgerstoffe freisetzt. Diese wiederum lösen in den kontaktierten Nervenzellen geringe Vergrößerungen und Verkleinerungen der Anzahl der elektrischen Ladungen im Inneren der Nervenzellen aus. Der Informationsverarbeitungsprozess einer Nervenzelle lässt sich daher mit einem Wasserspeicher vergleichen, dessen Wasserstand sich ständig durch kleinere Zuflüsse oder Abflüsse verändert. Hat jedoch der Wasserstand eine kritische Grenze erreicht und wird der Behälter zu voll, öffnet sich ein Sicherheitsventil und entlässt einen großen Schwall Wasser in eine Leitung, die anderen Speichern jeweils etwas Wasser zuführt.

! Die Spannungspulse entstehen am abführenden Nervenzellfortsatz.

Die Kontaktstellen der Information übertragenden Nervenzellen befinden sich vor allem an den aufnehmenden Nervenzellfortsätzen[37] und am gesamten Nervenzellkörper.[155] Der Spannungspuls selbst kann jedoch nur an der Stelle entstehen, an dem der abführende Nervenzellfortsatz beginnt,[24] da nur hier die Körperchen[78] sitzen, die in hoher Zahl Natriumteilchen in die Nervenzelle hineinlassen können. Die vielen tausend Informationen, die jeweils eine Verminderung oder eine Erhöhung der Anzahl der elektrischen Ladungen in der Nervenzelle bedeuten, werden hier zu der Entscheidung verrechnet, ob ein Spannungspuls erzeugt wird oder nicht. Dabei sind die Kontaktstellen desto effektiver, je näher sie an der Verrechnungsstelle[24] sitzen, da die Menge der in das Innere der Nervenzelle gelangten Teilchen mit der Entfernung von der Kontaktstelle immer mehr abnimmt. Wenn Sie einen

Stein in einen Teich werfen, erzeugen Sie eine Welle. Diese ist dort am größten, wo der Stein auf die Wasseroberfläche trifft, läuft dann auseinander und wird immer kleiner. Wirft man viele Steine in den Teich, wird man am Ufer vor allem jene Wellen bemerken, die auf nahe am Ufer ins Wasser gefallene Steine zurückgehen. So haben in der Nervenzelle die Kontaktstellen, die zu den weit entfernten Fortsätzen bestehen, auch nur einen kleinen, die in der Nähe der Verrechnungsstelle am Beginn des abgehenden Zellfortsatzes hingegen einen großen Einfluss. Wenn bei einer Bürgerversammlung viele Bürger gleichzeitig auf einen Politiker einreden, wird er diejenigen am besten hören, die sich in seiner unmittelbaren Nähe befinden, während er die aus weiter Entfernung Redenden kaum verstehen kann.

! *Die Spannungspulse werden weitergeleitet.*

Im Gegensatz zur Abschwächung der Information mit zunehmendem Abstand der Kontaktstellen an den Fortsätzen der Nervenzelle wird der an der Verrechnungsstelle entstehende Spannungspuls in seiner vollen Größe über den abgehenden Nervenzellfortsatz bis zu den von ihm aufgebauten Kontaktstellen geleitet.[45] Damit hier im Verlauf keine Abschwächung entsteht, wird der Spannungspuls regelmäßig aufgefrischt. Dazu befinden sich in kleineren Abständen wiederum Körperchen in der Wand des Nervenzellfortsatzes, die in der Lage sind, Natriumteilchen in großer Anzahl ins Innere der Nervenzelle gelangen zu lassen und so die Spannungspulse zu erzeugen. Der Abstand der Körperchen voneinander ist dabei sehr ökonomisch gehalten und so groß gewählt, dass die Menge der eingeströmten Teilchen gerade noch ausreicht, um die Körperchen zu aktivieren, Natriumteilchen einströmen zu lassen und so erneut einen hinreichend großen Spannungspuls zu erzeugen. Als die Römer den Limes errichteten, wählten sie den Abstand der Wachtürme so, dass das Signalfeuer auf dem einen Wachturm gerade noch vom benachbarten Wachturm aus bemerkt werden konnte, der dann seinerseits die Warnung per Signalfeuer an den nächsten weitergab. Mit der immer wieder erfolgenden Neuauslösung des Spannungspulses im abführenden Nervenzellfortsatz[23] kann die Information vollständig und schnell zu den kontaktierten Nervenzellen geleitet werden.

! *Nach jedem Spannungspuls tritt eine Pause ein.*

Nach Auslösung eines Spannungspulses müsste die Nervenzelle eigentlich lahmgelegt sein, denn nun befinden sich viele Natriumteilchen und wenig Kaliumteilchen im Zellinneren. Und das ist ein Zustand, in dem die Nervenzelle keinen neuen Spannungspuls erzeugen kann. Selbst wenn sich die Körperchen, die Natriumteilchen passieren lassen, jetzt öffnen würden, hätten die Natriumteilchen keine Tendenz mehr, in das Innere der Nervenzelle zu strömen. Die vergleichbare Situation im Bierzelt entstünde dadurch, dass der Betreiber, nachdem die Durstigen ins Zelt geströmt sind, die großen Tore wieder schließt. Wenn er sie kurz danach wieder öffnete, so wären vor dem Zelt kaum noch Durstige und würden daher auch nicht ins Zelt kommen. Es muss also erst wieder Ordnung geschaffen werden. Im Falle unseres Bierzelts müsste der Eingangskontrolleur nun den Überschuss an Durstigen mühsam wieder hinauswerfen und nur eigentlich bereits Satte ins Bierzelt lassen. Bei der Nervenzelle übernimmt das die Pumpe,[105] die nun wieder Natriumteilchen aus der Nervenzelle heraus- und dafür Kaliumteilchen hineintransportiert. Mit der Zeit wird dann erneut die Verteilung hergestellt, bei der sich wieder viele Kaliumteilchen im Inneren und viele Natriumteilchen in der Umgebung der Nervenzelle befinden, sodass die Nervenzelle wiederum bereit ist für die Auslösung eines Spannungspulses. Bis dies erreicht ist, kann die Nervenzelle nicht an der Informationsverarbeitung im Gehirn teilnehmen. Diese Übergangszeit[138] ist aber in vielen Nervenzellen durch den Einsatz vieler und sehr effektiver Pumpen sehr kurz. Sie liegt gerade mal im Bereich von ein paar tausendstel Sekunden und dauert in manchen Hochleistungsnervenzellen kaum länger als der Spannungspuls selbst, sodass es Nervenzellen gibt, die einige hundert solcher Spannungspulse in der Sekunde erzeugen können.

! *Die Nervenzellen des menschlichen Gehirns sind komplexer.*

In vieler Hinsicht arbeiten die Nervenzellen des menschlichen Gehirns aber noch vielseitiger und komplizierter als bisher dargestellt. So weichen die Formen der Nervenzellen in den verschiedenen Gehirnteilen voneinander ab, und auch die Anzahl der Nervenzellen, mit denen sie in Kontakt stehen, ist verschieden. Die einzelnen Nervenzellen unterscheiden sich untereinander so wie ein Mensch vom anderen. Neben Kontaktstellen,[167] an denen Überträgerstoffe[112] freigesetzt werden, die an der gegenüberliegenden Nervenzelle anstoßen und dort Körperchen[78] aktivieren mit der Folge, dass sich dadurch die Anzahl der geladenen Teilchen in dieser Nervenzelle verändert, gibt es auch Kontaktstellen, bei denen die eine Nervenzelle unmittelbar an einer anderen liegt und über eine kleine Verbindung geladene Teilchen direkt in die kontaktierte Nervenzelle verschoben werden können. Dieser Typ von

Kontaktstellen[42] scheint im menschlichen Gehirn jedoch weniger häufig anzutreffen zu sein. Der Grund dürfte darin liegen, dass der mit Überträgerstoffen arbeitende Typ zwar aufwändig ist, aber sicherstellt, dass der Informationsfluss nur in einer Richtung erfolgt, da an der Kontaktstelle nur eine der beiden Nervenzellen über die Überträgerstoffe verfügt und Informationen übermitteln kann. Bei einer Kontaktstelle durch einen kleinen Kanal hingegen können geladene Teilchen auch in die andere Richtung strömen und so die Information abgebende Nervenzelle stören. Der Unterschied gleicht dem zwischen einer Brücke und einer Fähre. Bei einer Brücke können Autos in beide Richtungen über den Fluss fahren, bei einer Fähre können die Autos nur in der Richtung über den Fluss gelangen, in der die Fähre gerade unterwegs ist.

Aber auch die Körperchen, die die geladenen Teilchen passieren lassen, sind vielfältiger Natur. Neben solchen, die dafür sorgen, dass Natriumteilchen in die Nervenzelle hinein- oder Kaliumteilchen aus ihr herausgelangen, gibt es auch Körperchen, die ausschließlich anderen Teilchen den Durchgang ermöglichen. Hier sind besonders Calcium- und Chloridteilchen zu nennen. Weiterhin gibt es Körperchen, an denen mehr als eine Teilchenart passieren kann – etwa Kontaktstellen, an denen sowohl Natrium- als auch Calciumteilchen in die Nervenzelle gelangen können. Selbst bei den Körperchen, die ausschließlich eine bestimmte Sorte von Teilchen passieren lassen, gibt es eine breite Vielfalt von unterschiedlichen Typen, die sich – manchmal nur geringfügig – durch die Länge der Öffnungszeit, die Menge der durchgelassenen Teilchen und die Art der Aktivierung unterscheiden. So gibt es auch viele verschiedene Überträgerstoffe[2, 39, 53, 57] für die Kontaktstellen zwischen den Nervenzellen. Den Sinn dieser großen Vielfalt kennt man noch nicht; es ist bislang ein

Rätsel, warum das menschliche Gehirn über mehr als ein paar Dutzend verschiedener Typen solcher Körperchen verfügt.

! *Die Gliazellen sind der zweite wichtige Baustein des Gehirns.*

Neben der Nervenzelle ist der wichtigste Baustein des Gehirns die Gliazelle. Auch Gliazellen sind winzige, mit Flüssigkeit gefüllte Säckchen, die es in verschiedenen Formen und Typen gibt. Die Aufgabe der Gliazellen besteht in der Unterstützung der Nervenzellen bei der Informationsverarbeitung. So wie auch hinter einem Hochleistungssportler ein Team von mehreren Personen steht, die ihn betreuen und unterstützen, kommen auf jede Nervenzelle im Schnitt etwa zehn Gliazellen.

! *Gliazellen halten die Nervenzellen in Form.*

Eine der Hauptaufgaben der Gliazellen ist eine mechanische Stützfunktion. Die Nervenzellfortsätze sind viel zu lang, um von der Nervenzelle selbst aufrecht gehalten werden zu können. Wären unsere Arme hundert Meter lang, könnten auch wir sie nicht mehr ausgestreckt halten, und wenn wir keine Stützen oder Stühle hätten, um sie daraufzulegen, müssten sie einfach auf dem Boden liegen bleiben. Genauso kommt den Gliazellen[21, 116] die Aufgabe zu, die Nervenzellfortsätze in ihrer Form zu halten, zu stützen und den umgebenden Raum im Gehirn so auszufüllen, dass sie zu den Nervenzellen gelangen, die kontaktiert werden sollen.

! *Gliazellen verhindern Störungen anderer Nervenzellen.*

Eine weitere wichtige Funktion haben die Gliazellen direkt bei der Informationsverarbeitung der Nervenzellen. So verändert sich die Menge der Kalium- und Natriumteilchen in der Umgebung der Nervenzelle vor allem bei der Erzeugung der Spannungspulse[8] beträchtlich. Viele Natriumteilchen verschwinden ins Innere der Nervenzelle, die gerade einen solchen Spannungspuls erzeugt, und etwas zeitverzögert erhöht sich die Anzahl der Kaliumteilchen in ihrer Umgebung. Diese Veränderungen würden benachbarte Nervenzellen beeinflussen, schon weil die größere Anzahl der Kaliumteilchen ihre Verteilung der Kalium- und Natriumteilchen stört und auf diese Weise ihren Ruhezustand verändern würde. Im Bierzeltbeispiel würde ja auch das Öffnen der Tore bewirken, dass sich auf einmal sehr viel mehr Sattgetrunkene und vor allem weniger Durstige auch vor den benachbarten Bierzelten befänden, was die Bierzeltbetreiber deutlich merken dürften. Um bei den Nervenzellen entsprechende Irritationen und Störungen zu vermeiden, kann ein Typ einer Gliazelle[21] die Schwankungen der Anzahl vor allem der Kaliumteilchen ausgleichen, indem er an einer Stelle die Kaliumteilchen aufnimmt und weit verstreut an anderen Stellen und jeweils in geringer Anzahl wieder abgibt.[79] Beim Bierzelt wäre das so etwas wie ein Bustransport, der an den Bierzelten größere Ansammlungen von Satten und Durstigen einladen, zu anderen Bierzelten fahren und hier jeweils nur einen oder wenige Biertrinker herauslassen würde. So würde eine gleichmäßigere Auslastung der Bierzelte erreicht und würden Irritationen vermieden.

! *Gliazellen verbessern die Funktion der Kontaktstellen*
  der Nervenzellen.

Auch an den Kontaktstellen der Nervenzellen haben Gliazellen eine wichtige Funktion. Da Nervenzellen die Überträgerstoffe[112] einfach in den Spalt[168] abgeben, kann es vorkommen, dass sie gar nicht den Spalt zur gegenüberliegenden Nervenzelle überwinden, sondern an den Seiten der Kontaktstelle heraustreten und verloren gehen. So würden auch bei einer Flaschenpost zwischen zwei Inseln die meisten der an einer der beiden Inseln ausgesetzten Flaschen nicht am Strand der anderen angeschwemmt, sondern ins freie Meer abgetrieben werden. Bei den Nervenzellen wird der Verlust an Überträgerstoffen durch die Gliazellen verhindert, die die Kontaktstellen umgeben und isolieren, sodass die Überträgerstoffe den Bereich der Kontaktstelle nicht verlassen können. Zudem können Gliazellen auch Überträgerstoffe aufnehmen und direkt den Nervenzellen, die sie abgegeben haben, wieder zur Verfügung stellen. Beide Funktionen der Gliazellen sichern, dass die wertvollen Überträgerstoffe den Nervenzellen nicht verloren gehen.

! *Gliazellen erhöhen die Leitungsgeschwindigkeit*
  der Spannungspulse.

An vielen Stellen des Gehirns umgibt ein bestimmter Typ von Gliazellen[116] in Form einer umhüllenden Isolierschicht[103] den abführenden Nervenzellfortsatz,[23] der die verrechnete Information über seine Kontaktstellen an andere Nervenzellen weitergibt. Dies bewirkt, dass der Spannungspuls mit bis zu einhundertfach erhöhter Geschwindigkeit über den Fortsatz der Nervenzelle geleitet werden kann. Als Beispiel sei wieder das Grenzsystem der alten Römer gewählt. Hier erfolgte die Übertragung der Information von Wachturm zu Wachturm sehr schnell, nämlich mit der Geschwindigkeit, mit der sich das Licht fortbewegt, während das Anzünden des Signalfeuers wesentlich länger dauerte. Im Nervenzellfortsatz ist es die jeweilige Erzeugung des Spannungspulses, die Zeit verbraucht. Entfernungen können hier am schnellsten überwunden werden, wenn an möglichst wenigen Stellen der Spannungspuls aufgefrischt werden muss. Um dies zu erreichen, wird der abführende Nervenzellfortsatz effizient von außen durch Gliazellen isoliert, sodass die Abschwächung der Menge der eingeströmten Teilchen im Laufe des Fortsatzes vermindert wird und die Auffrischungsstellen wesentlich weiter auseinanderliegen können.[146]

! *Gliazellen kontrollieren den Übertritt von Stoffen aus dem Blut ins Gehirn.*

Schließlich haben Gliazellen noch eine wichtige Aufgabe bei der Kontrolle des Übertritts von Stoffen aus dem Blut ins Gehirn. Das Gehirn wird vom menschlichen Körper aus versorgt und ernährt. Dazu ist das Gehirn von kleinen Rohrleitungen durchzogen, durch die vom Herzen Blut gepumpt wird. Über diese Blutgefäße werden ständig Stoffe herantransportiert, die durch Öffnungen in der Wand dieser kleinen Rohre in das Gehirn eintreten und hier den Nervenzellen zur Verfügung stehen. Denken Sie an ein Bewässerungssystem für Ihren Garten, bei dem Schläuche mit kleinen Löchern um die Pflanzen in den Boden gelegt werden, sodass ständig Wasser durch die Löcher austreten und von den Wurzeln der Pflanzen aufgenommen werden kann. Im Blut gibt es jedoch auch eine Reihe von Abfallstoffen, die zu den Nieren gebracht werden, um sie hier über den Urin auszuscheiden. Solche Stoffe würden im Gehirn Störungen verursachen und werden daher von den Nervenzellen ferngehalten. Dazu bilden die Gliazellen zusammen mit der Wand der Blutgefäße eine Blut-Hirn-Schranke, die nur bestimmte Stoffe passieren lässt. Das ist ungefähr wie an einer Ländergrenze, an der die Grenzer prüfen und entscheiden, wer in das Land einreisen darf und wer nicht.

Der Input
Wie Sehen, Hören, Fühlen und anderes funktioniert

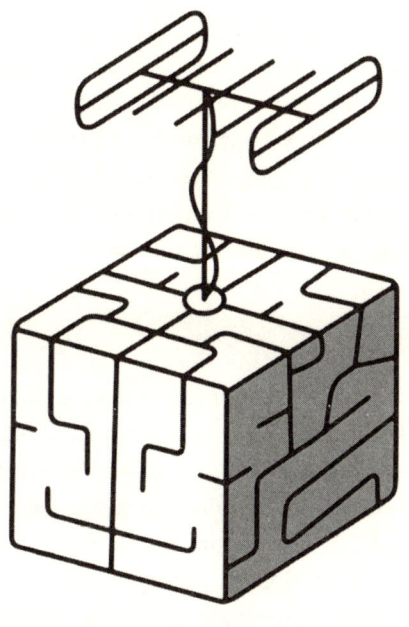

Eine der Hauptaufgaben des Gehirns besteht darin zu registrieren, was um uns herum passiert, und diese Informationen der Umgebung sinnvoll zu verarbeiten. Aber auch Informationen aus dem eigenen Körper müssen ständig registriert und ausgewertet werden. Das Gehirn erhält also laufend Informationen, die von spezialisierten Teilen des Gehirns[153] aufgenommen und verarbeitet werden und die wir als unsere Sinne bewusst wahrnehmen oder unbewusst zur Steuerung von Körperfunktionen benötigen. In diesem Kapitel werden die Funktion der klassischen fünf Sinne unseres Körpers und die Rolle des Gehirns bei den Sinnesleistungen dargestellt.

Fühlen

Wenn man die Rauheit einer Oberfläche ertastet, die Kälte eines Eisstückes in der Hand bemerkt oder schmerzhaft erlebt, dass man von einer Biene gestochen wird, dann handelt es sich dabei um Empfindungen, die man von der Haut erfährt und mit dem Gehirn wahrnimmt.[156] Das Gehirn ermöglicht fantastische Leistungen: So können wir Dickenunterschiede von weniger als einem zehntel Millimeter und Temperaturunterschiede von einem Grad Celsius registrieren. Schmerzen sind ein sehr effektives Mittel, den Menschen vor weiteren Verletzungen zu warnen und zu bewahren. Menschen, die keine Schmerzwahrnehmung haben, erleiden vielfältige Verletzungen und haben dadurch eine geringere Lebenserwartung.

! *Die Fühlinformation erreicht über drei Nervenzellen die Großhirnrinde.*

Die Fühlinformation der Haut muss zum Gehirn gelangen, um hier wahrgenommen zu werden. Dies geschieht durch drei hintereinandergeschaltete Gruppen von Nervenzellen.[110] Die erste transportiert die Information von der Haut über die Nerven zum Rückenmark, wo die Information über Kontaktstellen[167] auf eine zweite Gruppe von Nervenzellen übertragen wird. Diese leitet die Information durch das Rückenmark über den Hirnstamm bis zu einer zweiten Umschaltstelle im Inneren des Gehirns,[170] wo die Information über die Kontaktstellen auf eine dritte Gruppe von Nervenzellen übertragen wird. Diese Gruppe bringt die Information dann an eine Stelle der Großhirnrinde,[35] die sich etwa ein Finger breit und lang vom Scheitel Richtung Ohr zieht und an der die bewusste Wahrnehmung der Fühlinformation im Gehirn beginnt.[62, 135] Man kann sich das wie eine historische Postverbindung vorstellen, bei der die Briefe vom Absender mit einem Reiter zu einer Poststation gebracht wurden, wo ein zweiter Reiter sie entgegennahm und zur nächsten Poststation ritt, in der die Briefe einem dritten Reiter übergeben wurden, der sie dann schließlich dem Empfänger überbrachte.

! *Die Fühlinformation wird von der jeweils gegenüberliegenden Gehirnhälfte verarbeitet.*

Auf dem Weg von der Haut zur Großhirnrinde wechselt die Fühlinformation zudem die Seite. Was man mit dem linken Finger fühlt, wird mit der rechten Großhirnhälfte verarbeitet, und umgekehrt wird die Fühlinformation der

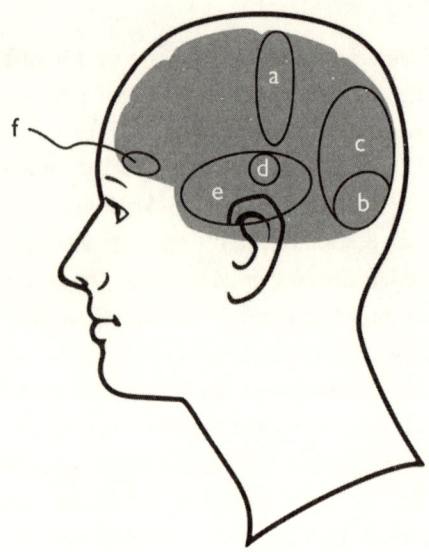

a Teil der Hirnrinde, in dem die bewusste Wahrnehmung von Fühlinformation beginnt [62, 135]

b Teil der Hirnrinde, in dem die bewusste Wahrnehmung von Sehinformation beginnt [136]

c Teil der Hinrinde, der an der bewussten Wahrnehmung komplexer Sehinformation wie Farben und Gesichter beteiligt ist [150]

d Teil der Hirnrinde, in dem die bewusste Wahrnehmung der Hörinformation beginnt [133]

e Teil der Hirnrinde, der an der bewussten Wahrnehmung komplexer Hörinformation wie Musik und Sprache beteiligt ist [149]

f knollenartige, kleine Ausstülpungen des Gehirns, in denen die Riechinformation neu geordnet und verschaltet wird [30] gesamten rechten Körperseite vom zuständigen Bereich der linken Großhirnrinde wahrgenommen. Solche Kreuzungen, die dem Gehirn eigentlich keinen Vorteil bieten, kennen wir auch im täglichen Leben, wenn man beim Fahrradfahren, um nach links abzubiegen, den Lenker mit dem rechten Arm bewegen muss.

An welcher Stelle der Seitenwechsel jeweils erfolgt, ist dabei von der Art der Sinnesinformation abhängig. So wechselt die Schmerz- und Temperaturinformation bereits im Rückenmark die Körperhälfte, während dies bei reinen Berührungsempfindungen wie Druck oder Vibrationen erst sehr viel weiter oben, im Hirnstamm, der Fall ist. Von der Autobahn kennen wir Schilder, die auf die baldige Sperrung einer Fahrspur hinweisen. Einige Fahrzeuge wechseln dann sofort nach dem Hinweisschild die Spur, während andere Fahrer sich erst später, kurz vor der tatsächlichen Sperrung, einordnen.

Von Bedeutung sind die unterschiedlichen Kreuzungsstellen, wenn es zu einseitigen und kopfnahen Verletzungen des Rückenmarks kommt. Dann ist die betroffene Körperseite nämlich nicht ihrer gesamten Fühlinformation beraubt, sondern lediglich das Empfinden von Berührungen ist nicht mehr möglich, wohl aber das von Schmerz und Temperatur, da diese Information bereits auf die ungeschädigte Seite des Rückenmarks gewechselt ist und dort zum Gehirn ziehen kann.

! *Die Fühlinformation wird elektrisch geleitet und verarbeitet.*

Bereits in der Haut befinden sich eigene Strukturen[132] oder spezielle Fortsätze einer ersten Gruppe von Nervenzellen, die Verformungen der Haut, Auftreten von Hitze und Kälte oder Verletzungen in Spannungspulse[8] umsetzen. Dazu gibt es spezielle Körperchen,[78, 94] die sich bei solchen Ereignissen umformen und Natriumteilchen einströmen lassen. Ist deren Anzahl groß genug, werden andere Körperchen[78, 157] aktiviert, die Natriumteilchen in großer Zahl in die Nervenzelle gelangen lassen. Es entstehen ein, mehrere oder viele Spannungspulse, die von der ersten Gruppe der Nervenzellen durch die Nerven weitergeleitet werden und an einer zweiten Gruppe im Rückenmark mittels der Kontaktstellen[167] wiederum Spannungspulse erzeugen. Diese lösen dann ihrerseits an den Kontakten der zweiten Umschaltstelle im Gehirn auch in einer dritten Gruppe von Nervenzellen Spannungspulse aus, die daraufhin zur Großhirnrinde laufen, wo sie wiederum von anderen Nervenzellen verarbeitet werden.

! *Die Fühlinformation wird unterschiedlich schnell geleitet.*

Die Nervenzellfortsätze[23] unterscheiden sich dabei nach der Art der Fühlinformation, die mit ihnen transportiert wird. Dies führt dazu, dass die Spannungspulse unterschiedlich schnell geleitet werden, je nachdem, was für eine Sinnesinformation vermittelt wird. So sind die Nervenzellfortsätze, die Druck und Berührung vermitteln, sehr dicht von Gliazellen umgeben;[103] sie sind daher schnellleitend und können die Spannungspulse mit einer Geschwindigkeit von über dreihundert Kilometern pro Stunde – der Geschwindigkeit eines modernen Hochgeschwindigkeitszuges – zum Gehirn transportieren. Demgegenüber sind die Nervenzellfortsätze, die Schmerz- und Temperaturempfindung transportieren, kaum durch Gliazellen isoliert, leiten daher bis zu einhundertmal langsamer und erreichen nur die Geschwindigkeit eines Fußgängers. Obschon auch hier die Fühlinformation vom großen Zeh bis zur Großhirnrinde weniger als eine Sekunde benötigt, reicht dieser Unterschied schon aus, um ein Fühlereignis zeitlich gestaffelt wahrzunehmen: Tritt man beispielsweise auf einen Nagel, so nimmt man diese Verletzung zuerst als Berührung und erst kurz darauf als Schmerz wahr.

! *Das Fühlen unterscheidet sich in den Hautbereichen.*

Am sensibelsten ist man bei Berührungen an den Fingerspitzen und den Lippen. Das hat zum einen damit zu tun, dass es hier eine besonders hohe Anzahl von Strukturen und Endigungen von Nervenzellfortsätzen gibt, die Fühlinformation aufzunehmen vermögen. Setzen wir etwa die beiden Spitzen eines Zirkels gleichzeitig auf die Haut an den Fingerkuppen, so sind wir noch in der Lage, beide Zirkelspitzen getrennt wahrzunehmen,[154] wenn sie einen Millimeter auseinanderliegen. Auf der Haut des Rückens nimmt man dagegen die beiden Zirkelspitzen nur als zwei getrennte Berührungen wahr, wenn sie mehrere Zentimeter voneinander entfernt sind. Im Fall von Temperatur- und Schmerzempfindungen verhält es sich meistens genauso, doch gibt es auch Bereiche der Haut, in denen es zu unterschiedlichen Verteilungen der Sinnesempfindungen kommt. So gibt es in der Haut über dem Ellenbogen keine Endigungen von Nervenzellfortsätzen, die Schmerz vermitteln, wie man leicht feststellen kann, wenn man sich in dieser Region kneift: Man fühlt Berührung und Druck, aber keinen Schmerz.

! *An wichtiger Fühlinformation sind viele Nervenzellen beteiligt.*

Der andere Grund für die hohe Berührungsempfindlichkeit von Fingerspitzen und Lippen besteht im Aufbau jenes Bereichs der Großhirnrinde,[35] in dem die Fühlinformationen verarbeitet werden. Hier werden für die Verarbeitung der Fühlinformationen sehr große Bereiche für die Lippen und Finger verwendet, während der gesamte Rumpf des Körpers nur einen winzigen Abschnitt erhält, der kleiner ist als der für den kleinen Finger zuständige Bereich. Diese hohe Fähigkeit, mit Fingern und Lippen besonders genau und intensiv zu fühlen, ist auch der Grund, warum wir Dinge beim Erkunden anfassen, warum Kleinkinder unbekannte Gegenstände in den Mund nehmen – und warum wir küssen.

In der Großhirnrinde sind die Hautbereiche des Menschen also nicht entsprechend ihrer tatsächlichen Größe abgebildet, sondern entsprechend ihrer Wichtigkeit bei der Verarbeitung im Gehirn, was zur Folge hat, dass hier kein normal proportionierter Mensch, sondern ein gedrungener, kleiner Mensch mit riesigem Mund und Händen repräsentiert ist.[72] Und dieses Menschlein steht auch noch Kopf, sodass die Nervenzellen der Hirnrinde, die die Fühlinformation aus dem Fuß verarbeiten, im Gehirn in der Nähe des Scheitels liegen, während die für den Kopf zuständigen Nervenzellen eher in Richtung Ohr zu finden sind.

! *Fühlinformationen kommen nicht nur aus der Haut.*

Neben den Fühlinformationen aus der Haut bekommt das Gehirn auch Fühlinformationen aus dem Inneren des Körpers.[172] Sie werden mit ähnlichen Strukturen wie denen in der Haut aufgenommen, stammen aus Muskeln, Sehnen und Gelenken und vermitteln durch Angaben wie der Spannung von Muskeln oder der Dehnung von Sehnen Informationen über die Lage und Stellung der Arme, der Beine und des gesamten Körpers. Durch diese Information ist es uns auch bei völliger Bewegungslosigkeit und geschlossenen Augen möglich anzugeben, in welcher Körperposition wir uns gerade befinden und in welcher Stellung sich unsere Arme und Beine befinden.

Darüber hinaus erreichen das Gehirn Fühlinformationen auch aus den Organen selbst.[178] Hier gibt es Strukturen und Endigungen von Nervenzellfortsätzen, die auf Dehnungen oder auch auf Schäden reagieren. Viele dieser Fühlinformationen, wie die Höhe des Blutdrucks oder der Füllungszustand der Harnblase, werden im Gehirn auf eine Weise verarbeitet, dass uns diese Information nicht bewusst wird. Starke Abweichungen oder Störungen können aber wohl bewusst werden, wie der Drang bei stark gefüllter Harnblase oder der Schmerz bei einem Herzinfarkt.

! *Die Fühlinformation aus den Organen und der Haut wird über dieselben Nervenzellen geleitet.*

Im Rückenmark wird die aus den Organen stammende Fühlinformation von der ersten Gruppe der Nervenzellen auf genau jene Gruppe von Nervenzellen übertragen, die ihre Fühlinformationen aus der Haut erhalten. Da von hier aus die weitere Übertragung ins Gehirn über die gleichen Nervenzellen erfolgt, kann das Gehirn nicht zweifelsfrei unterscheiden, ob ein Schmerz direkt aus dem Organ oder aus einem Hautbereich[65] stammt. Häufig liegt der betreffende Hautbereich auch über dem Organ selbst. So können uns Schmerzen, die aus einem einzelnen Hautbereich zu kommen scheinen, darauf hinweisen, dass mit einem Organ etwas nicht stimmt. Denken Sie an einen Bahnhof, an dem gleichzeitig ein Zug aus Frankfurt und einer aus Stuttgart ankommen. Während man am Bahnsteig noch sagen kann, welcher Reisende aus welchem Zug steigt, ist das am Ausgang des Bahnhofs schon nicht mehr möglich.

Sehen

Unter allen Sinnen des Menschen ist das Sehen die am höchsten angesehene Fähigkeit und derjenige seiner Sinne, mit dem der Mensch, verglichen mit anderen Tieren, die höchsten Leistungen vollbringt: So sehen wir viele verschiedene Farben, können Entfernungen gut abschätzen und sehen gut sowohl bei Dämmerung als auch bei gleißendem Mittagslicht. Die Mehrzahl dieser Fähigkeiten sind Leistungen des Gehirns – und nicht des Auges selbst, das eher einem sehr einfachen Fotoapparat gleicht. So wird das Licht, das in unser Auge einfällt, zwar durch eine durchsichtige Linse gezielt auf die Innenwand des kugeligen Auges gelenkt, aber die Abbildungsqualität des hier entstehenden Bildes ist schlecht, wie Versuche gezeigt haben, bei denen man mit dem Auge einen fotografischen Film belichtete. Die hohen Leistungen beim Sehen entstehen erst durch die Verarbeitung der Sehinformation durch das Gehirn.[177]

! *Im Auge wird Licht in Spannungspulse umgesetzt.*

Das Auge nimmt die Bilder, die wir sehen, auf, indem es das Licht, das von den Bildern und Gegenständen kommt, in den Transport elektrisch geladener Teilchen umsetzt. Der Baustein des Auges, der diese Leistung vollbringt, ist ein anderer Typ eines flüssigkeitsgefüllten Säckchens, der die Funktion einer lichtaufnehmenden Zelle[124] hat. Diese Zelle hat einen Durchmesser von zwei bis drei tausendstel eines Millimeters und enthält einen Stoff, der aus Vitamin A hergestellt wird.[143] Bei Licht zerfällt dieser Stoff innerhalb von wenigen tausendstel Sekunden in kleinere Bestandteile. Dies führt dazu, dass kleine Körperchen[78] verstopft werden, die in der Wand der lichtaufnehmenden

Zelle sitzen. Der Vorgang lässt sich mit dem Abfluss eines Küchenspülbeckens vergleichen. Wenn man im Spülbecken einen ganzen Blumenkohl wäscht, so kann das Wasser problemlos ablaufen. Zerschneidet man den Blumenkohl jedoch vorher in kleine Röschen, so werden diese beim Waschen in den Abfluss gespült, mit der Folge, dass dieser verstopft und das Wasser nicht mehr ablaufen kann.

Im Auge verstopft der zerfallende Stoff dabei Körperchen, die bei Dunkelheit geladene Natrium-, aber auch Calciumteilchen in die Zelle lassen. Die Anzahl der geladenen Teilchen in der lichtaufnehmenden Zelle nimmt daher bei Licht ab,[73] wodurch in der Kontaktstelle zwischen der lichtaufnehmenden Zelle und der anliegenden Nervenzelle die Freisetzung von Überträgerstoff[112] vermindert wird. Dadurch wiederum werden in der kontaktierten Nervenzelle weniger Körperchen[78, 173] aktiviert, die geladene Teilchen in das Innere der Nervenzelle gelangen lassen. Der Mangel an geladenen Teilchen in der Nervenzelle nimmt zu,[73] was die Erzeugung von Spannungspulsen in der Nervenzelle unterbindet. Je heller das Licht ist, desto mehr Spannungspulse werden verhindert. Das Signal der Nervenzelle, dass Licht und wie viel Licht auf die lichtaufnehmende Zelle des Auges gefallen ist, besteht also in der Unterdrückung von Spannungspulsen. Es ist zugleich die Information, die nun vom Gehirn weiterverarbeitet werden kann.

Der Prozess der Lichtregistrierung verläuft somit genau umgekehrt, wie es ansonsten im Gehirn üblich ist. Die Information «mehr Licht» wird in ein «Weniger» umgesetzt: weniger Einstrom von geladenen Teilchen, weniger Freisetzung von Überträgerstoffen und weniger Spannungspulse. Bei den nachgeschalteten Nervenzellen wird diese Information dann allerdings wieder in das übliche Prinzip übertragen: Viel Licht löst dann auch viele Spannungspulse aus.

! Indem viele Zellen Licht aufnehmen, können Bilder entstehen.

Ein Bild wird vom Auge aufgenommen, indem von den dicht nebeneinandersitzenden lichtaufnehmenden Zellen[124] einige viel Licht erhalten und infolgedessen die Entstehung der Spannungspulse in der zuständigen Nervenzelle unterdrücken, andere hingegen weniger Licht und wieder andere gar kein Licht erhalten. Das funktioniert wie bei der Aufnahmeeinheit einer digitalen Kamera oder wie bei einem karierten Blatt Papier, auf dem sich durch Ausfüllen der Kästchen in unterschiedlichen Grautönen Muster und Bilder erzeugen lassen.

Die menschlichen Augen verfügen über mehr als einhundert Millionen lichtaufnehmende Zellen. Fast alle diese Zellen[160] sind für reine Hell-Dunkel-Unterschiede und das Sehen in der Dämmerung zuständig, in der wir keine Farben und nur noch Graustufen sehen können. Darüber hinaus sind sie noch für das Erkennen schneller Bewegungen verantwortlich. Zu diesem Zweck sind die Zellen über die gesamte Innenwand des Auges verteilt. So bemerken wir etwa beim Autofahren Bewegungen am Straßenrand, auf den wir gerade nicht schauen, zuerst nur unterschwellig und nicht farbig. Das ist darauf zurückzuführen, dass dabei lichtaufnehmende Zellen angesprochen werden, die nicht im Zentrum des Auges sitzen und nur Helligkeitsunterschiede vermitteln.

Lediglich fünf Prozent der lichtaufnehmenden Zellen sind für helles Licht und die Wahrnehmung von Farben zuständig.[182] Ihre geringe Zahl kompensieren sie dadurch, dass sie an der zentralen Stelle der Innenwand des Auges sitzen, auf die das meiste Licht fällt und mit der unser Gehirn arbeitet, wenn wir gezielt etwas anschauen. So führt die anfangs unterschwellig wahrgenommene Bewegung am Straßenrand dazu, dass wir dorthin blicken und dann das Geschehen farbig sehen, weil nun die Gruppe von lichtaufnehmenden Zellen im Zentrum des Auges aktiviert wird. Sie können das mit einem Nachrichtensender vergleichen, bei dem ständig Meldungen aus der ganzen Welt eingehen. Die meisten Meldungen von Lokalreportern, wie etwa die Ankündigung eines kleinen Volksfestes, werden nicht weiter beachtet, doch melden die Lokalreporter, dass der Bundespräsident und der Papst zu diesem Volksfest kommen, dann wird der Nachrichtensender der Meldung nachgehen und vielleicht sogar Reporter und ein Kamerateam zu dem Volksfest senden, um in seinen Sendungen darüber zu berichten.

! *Mit den lichtaufnehmenden Zellen können wir Farben sehen.*

Die Farbwahrnehmung beruht darauf, dass es von den für Farbe zuständigen lichtaufnehmenden Zellen[124] drei Typen gibt, die jeweils besonders auf blaues, rotes oder grünes Licht ansprechen. Beim Anschauen von farbigen Gegenständen aktiviert das Licht die in den Zellen ablaufenden Prozesse je nach Typ unterschiedlich: Blaues, rotes und grünes Licht aktivieren jeweils besonders den auf sie zugeschnittenen Zellentyp. Ein ins Grün gehendes Blau spricht besonders den blauen Typ und zusätzlich in abgeschwächter Form den grünen Typ an. Gelbes Licht aktiviert vor allem den grünen und den roten Typ. Und weißes Licht aktiviert alle drei Typen gleichermaßen, um nur einige Beispiele von möglichen Kombinationen anzuführen. Vergleichen lässt sich das mit drei Radiohörern, die sich jeweils nur für Jazz, Pop oder Klassik interessieren. Hören sie nun verschiedene Musikstücke, werden die meisten davon jeweils nur einen von ihnen ansprechen. Es werden aber auch einige darunter sein – etwa solche, die zur Filmmusik oder zum Rock zählen –, die zweien von ihnen oder sogar allen dreien wenigstens etwas gefallen.

Mit den verschiedenen Kombinationen der Aktivierung der drei Typen lichtaufnehmender Zellen werden dann vom Gehirn alle Farben zusammengesetzt, die wir sehen können. Und das sind eine ganze Menge, denn das menschliche Gehirn kann mindestens zweihundert Farbtöne unterscheiden, bei Kunstmalern sind es bis zu fünfhundert. Dieses Prinzip der Farbmischung[3] im Gehirn, aus drei Farbkomponenten alle Farben zusammenzusetzen, wird auch für Farbdrucker und Farbfernseher angewandt, die ihre vielfarbigen, bunten Bilder ebenfalls aus nur drei verschiedenen Farben komponieren. Am einfachsten kann man sich hiervon bei den farbigen Bildern einer Tageszeitung überzeugen, indem man sie mit einer Lupe betrachtet.

! *Die lichtaufnehmenden Zellen funktionieren nur bei einer mittleren Lichtmenge.*

Dass wir auch in extremen Lichtsituationen wie des Nachts und bei gleißendem Mittagslicht mit unseren Augen Sehinformationen gewinnen können, ist eine Leistung des Gehirns. Die lichtaufnehmenden Zellen selbst brauchen eine Mindestmenge an Licht, um zu reagieren, und sind andererseits nicht imstande, starken Lichteinfall zu kompensieren. Starkes Licht führt zum vollständigen Zerfall des Stoffes[143] in den lichtaufnehmenden Zellen, sodass diese Zellen erst einmal kein Licht mehr wahrnehmen können. So sind wir nach intensivem Lichtbeschuss etwa durch Blitzlicht beim Fotografieren oder durch Autoscheinwerfer in der Dunkelheit kurzzeitig blind;[28] erst mit der Zeit erlangen wir die vollständige Sehfähigkeit wieder, indem der für das Sehen notwendige Stoff wieder aufgebaut wird.

Ein Großteil des Wiederaufbaus des Stoffs der lichtaufnehmenden Zellen erfolgt innerhalb einer Sekunde, sodass wir die Blindheit nach einer Blendung durch Blitze kaum bemerken. Aber bis wir wieder so sehen können wie vorher, vergehen Minuten. Aus diesem Grund brachten Astronomen, bevor sie mit Hilfe von Fernrohren den Nachthimmel nach lichtschwachen Sternen absuchten, früher zunächst bis zu eine Stunde in Dunkelheit zu, um ihren Augen die größtmögliche Empfindlichkeit zu verleihen.

! *Das Gehirn reguliert die Lichtmenge im Auge.*

Das Gehirn kann die lichtaufnehmenden Zellen[124] auch bei größeren Helligkeitsunterschieden funktionsfähig erhalten, indem es die Menge des Lichtes, das ins Auge fällt, vergrößert oder verringert. Dazu dient die Pupille, die schwarze Scheibe in unserem Auge, die eigentlich nichts anderes ist als ein Loch. Dieses Loch kann jedoch vom Gehirn durch die Steuerung kleiner Muskeln, die um die Pupille angeordnet sind, größer und kleiner gemacht werden. Bei wenig Licht wird die Pupille weit gemacht, sodass mehr Licht ins Auge fällt, bei viel Licht hingegen wird die Pupille verengt, sodass durch das kleine Loch weniger Licht ins Auge kommt. Das funktioniert wie bei einem Heizkörperventil: Wir drehen es auf, wenn es kalt ist, damit viel Wärme über den Heizkörper in den Raum gelangt, und drehen es zu, wenn es zu warm ist, damit der Heizkörper nicht noch mehr zusätzliche Wärme ins Zimmer bringt. Mit diesem Mechanismus schützt das Gehirn die lichtaufnehmenden Zellen vor Überbelichtung und vergrößert den Arbeitsbereich der lichtaufnehmenden Zellen bei extremen Lichtverhältnissen.

Zur Einstellung der Pupillenweite geben die Nervenzellen, die im Auge sitzen, eine Nebeninformation über ihre Aktivierung und somit über die Menge des Lichtes im Auge an eine Stelle im Inneren des Gehirns;[18] von dort aus werden Nervenzellen aktiviert, deren abgehende Nervenzellfortsätze die um die Pupille liegenden Muskeln steuern. Da diese Verschaltung nicht über die Hirnrinde[35] verläuft, sind uns sowohl die Weite unserer Pupille als auch deren Veränderung nicht bewusst. Diese Verschaltung hat darüber hinaus noch eine Verbindung zum emotionalen System des menschlichen Gehirns. So führen auch Erregung und Aufregung zu einer leichten Pupillenerweiterung – ein Phänomen, das sich die Werbewirtschaft zunutze gemacht hat, indem sie die Änderung der Pupillenweite als Indikator für die tatsächliche Wahrnehmung von Produkten misst.

! *Die Verarbeitung der Sehinformation beginnt im Auge.*

Erst die Verarbeitung der von den lichtaufnehmenden Zellen[124] stammenden Informationen durch das Gehirn führt also zu einer scharfen und farbigen Wahrnehmung des vom Auge aufgenommenen Bildes. Diese Verarbeitungsprozesse beginnen im Auge selbst, wo bereits die ersten Nervenzellen des Gehirns sitzen. Jede dieser Nervenzellen erhält Informationen von vielen lichtaufnehmenden Zellen und ist wieder mit anderen Nervenzellen im Auge über Kontaktstellen[167] verbunden; dabei wird die Information verrechnet und zusammengefasst. So stehen den mehr als einhundert Millionen lichtaufnehmenden Zellen rund eine Million Nervenzellen gegenüber, die ihre abführenden Nervenzellfortsätze ins Gehirn entsenden.

Jeweils mehrere lichtaufnehmende Zellen haben mit einer Nervenzelle Kontakt. Diese Gruppe von Nervenzellen ist wiederum mit einer anderen, zahlenmäßig kleineren Gruppe von Nervenzellen verbunden, deren Fortsätze dann das Auge verlassen. Die Nervenzellen der beiden Gruppen sind dabei in einer komplexen Weise miteinander verschaltet, was eine erste Verbesserung des aufgenommenen Bildes bewirkt.

So werden die Kontraste zwischen einer dunklen und einer hellen Fläche, wie sie etwa ein Schachbrettmuster bietet, oder auch die Kontraste zwischen zwei Farben durch eine Verschaltung der Nervenzellen im Auge verstärkt, indem sich die Nervenzellen gegenseitig bei der Auslösung der Spannungspulse behindern.[86] In den Grenzbereichen sind diese Effekte besonders ausgeprägt, da die Nervenzelle, die gerade noch die Information «viel Licht» erhalten hat und infolgedessen viele Spannungspulse erzeugt, ihre benachbarte Nervenzelle, welche die Information «wenig Licht» hat, nochmals stark hemmen kann, mit der Folge, dass diese zusätzlich nochmals weniger Spannungspulse erzeugt. Umgekehrt ist die Hemmung, die von dieser Nervenzelle ausgeht, nur sehr schwach und beeinflusst die hochaktive Nervenzelle kaum. Dadurch nehmen wir die Kante einer dunklen Fläche noch etwas dunkler und die Kante der angrenzenden hellen Fläche noch etwas heller wahr. Dieses Verschaltungsprinzip lässt sich mit einer Reihe von Männern vergleichen, die ihre Kräfte messen, indem sie mit ihren jeweiligen Nachbarn Armdrücken spielen. Wer sich für stark bzw. für schwach hält, wird seine Meinung darüber nicht ändern, solange er sich mit Gleichstarken misst, da das Armdrücken stets etwa unentschieden ausgehen dürfte.

Hingegen wird sich der Starke, der seine Kräfte mit einem Schwachen misst, nach dem Armdrücken stärker fühlen, da er seinen Gegner klar besiegt hat. Dafür wird sich dieser Schwache noch schwächer fühlen, da er eine eindeutige Niederlage hinnehmen musste.

Durch diese und ähnliche Verarbeitungsprozesse im Auge selbst und später auch im Gehirn wird das eigentlich schlechte fotografische Bild entscheidend verbessert. Diese Verarbeitung ist aber auch eine Interpretation, die manchmal schiefgehen kann, wie es bei optischen Täuschungen der Fall ist, bei denen uns Gegenstände größer als andere, als schief oder von einer anderen Farbe erscheinen, obwohl dies tatsächlich nicht der Fall ist.

! Die Sehinformation der Augen kreuzt im Gehirn teilweise auf die andere Seite.

Ebenso wie die Fühlinformation erreicht auch die Sehinformation die Hirnrinde über drei hintereinanderliegende Gruppen von Nervenzellen. Die erste Gruppe von Nervenzellen liegt vollständig in der Wand des Auges. Die abführenden Fortsätze der zweiten Gruppe verlassen das Auge und ziehen durch den Augennerv ins Gehirn zu der für sie zuständigen Umschaltstelle.[170] Diese ist der Umschaltstelle der Fühlinformation benachbart, welche ebenfalls im Inneren des Gehirns liegt. Von hier aus ziehen die Fortsätze dieser dritten Gruppe von Nervenzellen zu einem kaum handflächengroßen Bereich der Großhirnrinde,[136] der im Bereich des Hinterkopfes hinter und etwas oberhalb der Höhe der Ohren liegt.

Der Weg der Sehinformation weist dabei eine Besonderheit auf: Die Hälfte der Nervenzellfortsätze der zweiten Gruppe von Nervenzellen kreuzt im Gehirn auf die Gegenseite, die andere Hälfte bleibt auf derselben Seite. Infolgedessen wird die Sehinformation jedes Auges auf beide Hirnhälften aufgeteilt, und zwar derart, dass das, was beim Geradeaussehen rechts liegt, von der linken Hirnhälfte, und das, was wir auf der linken Seite sehen, von der rechten Hirnhälfte verarbeitet wird. Die linke Hirnhälfte schaut also nach rechts und die rechte nach links.

Dieses Prinzip der Verarbeitung der Sehinformation von beiden Augen nutzt das Gehirn zum räumlichen Sehen. So unterscheiden sich die Bilder des linken und des rechten Auges etwas voneinander, wie man durch das Abdecken jeweils eines Auges leicht überprüfen kann. Der geringe Unterschied der beiden Bilder wird vom Gehirn zu einem einheitlichen Bild zusammengefügt, das uns darüber hinaus einen dreidimensionalen Eindruck vermittelt und uns Informationen darüber gibt, wie weit Gegenstände von uns entfernt sind.

! *Die Verarbeitung der Sehinformation in der Großhirnrinde ist komplex.*

In der Großhirnrinde wird die Information in verschiedenen Bereichen weiterverarbeitet, die größere Teile der Hirnrinde im Hinterkopfbereich umfassen. Neben dem schon erwähnten Abschnitt im Bereich des Hinterkopfes, in dem vor allem die Größe des Lichteinfalls und die Richtung der Bewegung analysiert werden, gibt es von hier aus Verbindungen zu anderen, benachbarten Bereichen der Großhirnrinde, die sehr viel größer sind und sich im Hinterkopf fast bis zu den Ohren und zum Scheitelpunkt des Kopfes erstrecken.[150] Hier werden komplexere Informationen wie Farben oder Gesichter erkannt und bearbeitet. Dabei wird ein und dieselbe aus den Augen stammende Information an verschiedenen Stellen der Großhirnrinde auf unterschiedliche Merkmale wie Farbe, Form, Bewegung und Bedeutung hin analysiert. Denken Sie an das Prinzip der Arbeitsteilung etwa in einer Autowerkstatt, wo ein Mechaniker die Bremsen überprüft, ein anderer für die Lackierung zuständig ist und ein dritter die Autoelektronik instand setzt.

Hören

Wenn jemand zu uns spricht, während wir dem Gesang eines Vogels lauschen oder Musik hören, registrieren wir mit unseren Ohren Bewegungen der Luft. Das Hören ist für den Menschen ein besonders wichtiger Sinn, da die Sprache das Hauptkommunikationsmittel zwischen den Menschen ist. Auch das Hören wird wesentlich durch Leistungen von besonderen Teilen des Gehirns[22] bestimmt, deren Aufgabe es ist, Hörinformationen zu interpretieren und besonders wichtige Hörinformationen aus den Umgebungslauten herauszuheben. So können wir auf einer Party trotz Musik und Sprachfetzen immer noch unseren Nachbarn verstehen, und so wird etwa eine Mutter vom Weinen ihres Kindes wach, auch wenn es so leise ist, dass andere Menschen nicht davon aufgestört werden.

! *Im Ohr werden Luftbewegungen in Spannungspulse umgesetzt.*

Die Luftbewegungen, die wir wahrnehmen können, werden durch kleine Knochen im Ohr in Flüssigkeitsbewegungen umgesetzt und zu einem kleinen Organ im Inneren des Ohres geleitet.[34] Dieses Organ hat auf einer seiner Längsseiten eine dünne dehnbare Decke,[139] die sich mit dem Sprungtuch eines Trampolins vergleichen lässt. Die Flüssigkeitsbewegungen erreichen die dünne Decke und führen zu deren Eindellung, etwa so, wie das Sprungtuch eines Trampolins durch ein springendes Kind eingedellt wird. Unterhalb der dünnen dehnbaren Decke befindet sich nun ein bestimmter Typ eines flüssigkeitsgefüllten Säckchens, der durch die Dehnung der dünnen Decke verformt wird. Dies wiederum führt zur Umformung von Körperchen[78] in der Wand[183] dieser Zelle, die die Luftbewegung aufnimmt,[64] mit der Folge, dass geladene Teilchen ins Innere strömen können. Die Zunahme der geladenen Teilchen[38] bewirkt an der Kontaktstelle zur anliegenden Nervenzelle eine vermehrte Freisetzung von Übertragerstoff, der dann in der Nervenzelle zur Entstehung von Spannungspulsen führt. Man kann sich die Funktion der flüssigkeitsgefüllten Säckchen etwa so vorstellen, als würde unter dem Sprungtuch des erwähnten Trampolins eine große Hupe liegen; mit jedem Sprung würde das Kind auf die Hupe drücken und einen Hupton erzeugen.

Die Luftbewegung, die wir als Ton oder Geräusch wahrnehmen, wird also letztendlich in die Auslösung von Spannungspulsen in den Nervenzellen umgesetzt, anders gesagt in eine Information, mit der das Gehirn arbeiten kann. Die Dauer des Tones wird dabei durch die Zeit bestimmt, in der Spannungspulse entstehen, und seine Lautstärke wird in die Anzahl der Spannungspulse umgesetzt; das heißt, je lauter der Ton ist, desto mehr Spannungsimpulse entstehen in der Nervenzelle.

! *Die Höhe von Tönen wird im Ohr an unterschiedlichen Stellen wahrgenommen.*

Nun können wir aber mit den Ohren nicht nur lange und kurze oder laute und leise Töne unterscheiden, sondern wir hören auch, ob ein Ton tief ist wie bei einem Bass oder hoch wie bei einem Sopran. Diese Fähigkeit beruht darauf, dass in dem kleinen Organ[34] im Ohrinneren die dünne dehnbare Decke[139] an unterschiedlichen Stellen eingedellt wird, je nachdem, ob es sich um einen hohen oder einen tiefen Ton handelt. Dadurch werden auch unterschiedliche, die Luftbewegung aufnehmende Zellen[64] und die daran anschließenden Nervenzellen aktiviert, sodass das Gehirn, je nachdem, welche der Nervenzellen des kleinen Organs Spannungspulse erzeugt, Informationen über die Höhe des Tones erhält. Will man den Vergleich mit dem Trampolin fortführen, so kann man sich vorstellen, dass unter dem Sprungtuch nicht nur eine, sondern in gleichmäßiger Verteilung mehrere Hupen unterschiedlicher Tonhöhe ausgelegt werden. Je nachdem, auf welche Stelle des Trampolins das Kind nun springt, wird jeweils eine andere Hupe gedrückt, und es entsteht ein unterschiedlicher Ton.

! *Die Hörinformation wird im Gehirn nur zum Teil gekreuzt.*

Bei der Hörinformation hat jede der Luftbewegung aufnehmenden Zellen des kleinen Organs im Ohrinneren mit nur einer Nervenzelle Kontakt. Die abführenden Nervenzellfortsätze ziehen in den Hirnstamm und erreichen erst nach Umschaltung auf mehr als vier Gruppen von Nervenzellen die Großhirnrinde. Dabei liegen die meisten Umschaltstellen an verschiedenen Stellen im Hirnstamm. Eine befindet sich direkt oberhalb des Hirnstamms und ist einer der Umschaltstellen benachbart, in der die Fühl- und die Sehinformation umgeschaltet werden.[170]

Der erste Bereich der Großhirnrinde,[35] der für das Hören zuständig ist, liegt etwas oberhalb der Stelle, an der am Kopf die Ohren sitzen, und hat die Größe einer Münze.[133] Von hier aus wird die Hörinformation auf weitere Bereiche der Großhirnrinde verteilt, die der ersten Region benachbart sind und handflächengroß oberhalb der Ohren liegen.[149] Die Umschaltstellen im Hirnstamm sind dabei vor allem für die Erfassung von Lautstärke, Richtung und Höhe eines Tones verantwortlich, während die Hirnrinde aus diesen Informationen komplexe Inhalte wie Wörter oder Musik zusammensetzt und erkennt.

Die weite Verteilung der Hörinformation in der Hirnrinde bewirkt, dass bei Schädigungen des Gehirns praktisch nie Taubheit auftritt. Dies ist eine Besonderheit des Hörens im Vergleich zu den anderen Sinnen. Im Sehsystem etwa können Hirnverletzungen aufgrund der engeren Lokalisation der verarbeitenden Hirnrinde zu Blindheit führen.

Die Fortsätze der Nervenzellen, die die Hörinformation vermitteln, kreuzen nur zum Teil auf die Gegenseite. Dadurch wird die Hörinformation eines Ohres von beiden Hirnhälften verarbeitet, was uns ermöglicht, die Richtung wahrzunehmen, aus der ein Ton oder ein Geräusch kommt. So erreicht die Luftbewegung eines Knalls, der rechts von uns entsteht, das rechte Ohr weniger als eine tausendstel Sekunde früher als das linke. Der Vergleich der Hörinformationen beider Ohren ermöglicht es dann dem Gehirn, aus der geringen Zeitdifferenz die Richtung zu ermitteln, aus der der Knall kam.

Riechen und Schmecken

Anders als bei den bisher beschriebenen Sinnen registrieren wir mit unserem Gehirn beim Riechen[115] und Schmecken[59] Stoffe – Geruchsstoffe und Geschmacksstoffe, die in Nase oder Mund gelangen. Beide Sinne waren lange für den Menschen sehr wichtig, da er mit ihrer Hilfe feststellte, ob Nahrung genießbar war oder ob er besser daran tat, sie nicht zu essen. Heute müssen wir diese Sinne weniger trainieren, da uns die Prüfung der Nahrung auf

Verträglichkeit in der Regel von staatlichen Stellen abgenommen wird.

Gewöhnlich bezeichnen wir als Riechen die Wahrnehmung von Gerüchen, die uns vor die Nase gehalten werden, und als Schmecken die Wahrnehmung im Mund beim Essen. In Wirklichkeit sind beide Sinne miteinander verknüpft, und die meisten Qualitäten, die wir beim Essen erfahren, werden gerochen und nicht geschmeckt. Möglich ist dies dadurch, dass der Nasen- und der Mundraum miteinander verbunden sind.

! *Geschmacksinformationen kommen von der Zunge.*

Wir schmecken vor allem mit der Zunge. Auf der Zungenoberfläche befinden sich flüssigkeitsgefüllte Säckchen, die Geschmack wahrnehmen können. Von diesen Geschmack wahrnehmenden Zellen haben wir etwa einhunderttausend, die in etwa zweitausend unterschiedlich großen Gruppen angeordnet sind. Die Geschmack wahrnehmenden Zellen haben nur eine Lebensdauer von einer Woche, wahrscheinlich da sie durch die Nahrung im Mund schnell beschädigt werden. Zudem nimmt ihre Anzahl im Alter ab, was einer der Gründe dafür ist, dass wir mit zunehmendem Alter immer schlechter schmecken.

! *Die geschmackswahrnehmenden Zellen reagieren unterschiedlich auf den Geschmacksstoff.*

Mit den geschmackswahrnehmenden Zellen der Zunge können wir fünf Geschmacksarten unterscheiden: süß, sauer, salzig, bitter und fleischgeschmackartig. Der Mechanismus ist dabei sehr unterschiedlich: Der Stoff, der salzigen Geschmack vermittelt, ist selbst ein geladenes Teilchen und kann, wenn er in größerer Menge auf die

Zunge kommt, durch ein Körperchen[78] in der Wand[183] der geschmackswahrnehmenden Zelle in das Innere einströmen und hier die Anzahl der geladenen Teilchen erhöhen. Schmeckt etwas sauer, so blockiert der saure Stoff Körperchen, die geladene Kaliumteilchen aus der Zelle gelangen lassen, sodass deren Anzahl in den geschmackswahrnehmenden Zellen ansteigt. Bei den anderen Geschmacksarten binden sich die Stoffe an oberflächliche Eiweißstrukturen;[142] diese setzen im Inneren der geschmackswahrnehmenden Zelle Komponenten frei, die von hier aus Körperchen öffnen, welche dann wiederum geladene Teilchen ins Innere der Zelle gelangen lassen. Diese verschiedenen Körperchen und Eiweißstrukturen sind in den geschmackswahrnehmenden Zellen unterschiedlich verteilt, sodass zwar jede Zelle auf alle Geschmacksarten reagiert, jede aber auch eine Geschmacksart hat, auf die sie besonders stark antwortet. Das ist so wie bei Fußballspielern, die man zwar auf verschiedenen Positionen einsetzen kann, die aber meistens nur auf einer Position besonders gut sind.

! *Die Geschmacksinformation wird nur zum Teil in der Großhirnrinde verarbeitet.*

Die Erhöhung der Anzahl geladener Teilchen in den geschmackswahrnehmenden Zellen führt zu einer Freisetzung von Überträgerstoffen,[112] die dann in einer oder mehreren anliegenden Nervenzellen Spannungspulse bewirken. Die Geschmacksinformation wird von einer ersten Gruppe von Nervenzellen in den Hirnstamm geleitet, wo sie auf eine zweite Gruppe von Nervenzellen umgeschaltet wird. Ein Teil der Nervenzellen leitet die Geschmacksinformation dann zu einer Umschaltstelle im Inneren des Gehirns, die der Umschaltstelle für die Fühl-, Seh- und

Hörinformation benachbart ist,[170] und überträgt die Geschmacksinformation auf eine dritte Gruppe von Nervenzellen. Diese übertragen die Geschmacksinformation auf Bereiche der Großhirnrinde,[35] die im vorderen Bereich des Gehirns liegen. Dieser Weg ist für die bewusste Wahrnehmung von Geschmack zuständig. Neben diesem Weg zieht ein anderer Teil der ersten Gruppe von Nervenzellen zu Bereichen im Inneren des Gehirns und in der Großhirnrinde. Diese Riechinformation verarbeitenden Nervenzellen sind mit Teilen des Gehirns verbunden, die mit Gefühlen zu tun haben. Das dürfte der Grund dafür sein, dass wir Essen als lustvoll erleben können.

! *Die Riechinformation kommt aus der Nase.*

Auch das Riechen gehört nicht zu den Stärken des Menschen. Wir können zwar sehr viele Gerüche unterscheiden, aber im Vergleich zu Tieren wie dem Hund, der sehr gut riechen kann, beginnt unsere Wahrnehmung erst bei sehr viel intensiveren Gerüchen.

Wir riechen mit der Nase, aber die Stelle, an der wir Gerüche wahrnehmen, beschränkt sich auf einen kleinen, etwa münzgroßen Teil im Inneren der Nase in Höhe der Nasenwurzel. Hier sitzen ein paar Millionen geruchsaufnehmender Zellen. Diese Zellen haben an ihrer Oberfläche Eiweißstrukturen,[142] an die sich Geruchsstoffe binden können. Diese setzen dann im Inneren der geruchsaufnehmenden Zelle Komponenten frei, die andere Körperchen dazu bringen, sich umzuformen und geladene Natrium- und Calciumteilchen ins Innere zu lassen. Dadurch kann es zur Auslösung von Spannungspulsen kommen, die die adäquate Information für die Nervenzellen des Gehirns darstellen.

! *Die Information der gleichen geruchsaufnehmenden Zellen läuft im Gehirn zusammen.*

Jede geruchsaufnehmende Zelle besitzt jeweils nur einen Typ einer oberflächlichen Eiweißstruktur,[142] an die Geruchsstoffe binden können. Davon hat der Mensch allerdings ein paar hundert verschiedene, sodass es auch ein paar hundert verschiedene Typen geruchsaufnehmender Zellen gibt. Wir können aber ein paar tausend Gerüche wahrnehmen. Dies beruht darauf, dass jeder Typ der oberflächlichen Eiweißstruktur in den geruchsaufnehmenden Zellen auf eine Vielzahl von Gerüchen reagiert, jedoch graduell unterschiedlich: auf den einen Geruchsstoff mehr, auf den anderen weniger. So entsteht ein Muster der Aktivierung der verschiedenen Typen geruchsaufnehmender Zellen, das es dem Gehirn ermöglicht, sehr viel mehr Gerüche zu unterscheiden. Dieses Prinzip kommt, wie wir bereits gesehen haben, in ähnlicher Form bei der Wahrnehmung verschiedener Farben durch das Gehirn zur Anwendung.

Die geruchsaufnehmende Zelle entsendet über ihren Fortsatz die Geruchsinformation an eine Umschaltstelle im Gehirn. Dabei laufen alle Fortsätze desselben Typs von geruchsaufnehmenden Zellen an demselben Ort der Umschaltstelle zusammen und werden hier auf Nervenzellen umgeschaltet. Das lässt sich mit einer Opernaufführung vergleichen, während der die Zuschauer unabhängig von ihrem Wohnort bunt verteilt im Opernhaus sitzen; im Anschluss daran sammeln sie sich aber entsprechend ihren Wohnorten an verschiedenen Plätzen, von wo aus Busse sie nach Hause bringen.

Im Gehirn sind diese Umschaltstellen kleine, knollenartige Ausstülpungen des Gehirns,[30] die vorne, mittig und auf der Unterseite des Gehirns in Höhe der Augenbrauen gelegen sind. Von hier läuft die Geruchsinformation zum Teil gekreuzt auf die andere Seite zu verschiedenen Stellen der Großhirnrinde, die sich meist im vorderen Teil des Gehirns befinden. Einige dieser Stellen sind auch mit der Verarbeitung von Emotionen befasst, sodass oft Gerüche mit Gefühlen verbunden sind – Voraussetzung für die Wirkung von Parfumen, für die Lust auf leckeres Essen, aber auch für den Ekel vor verdorbenen Speisen.

! *Gerüche sind nur kurz wahrnehmbar.*

Nun können wir nicht nur schlecht, sondern wir können auch nicht dauerhaft riechen. Ein und denselben Geruch nehmen wir nur kurze Zeit wahr, danach verschwindet er für uns. So riechen wir das Parfum, wenn wir es auftragen, schon eine Minute später jedoch nehmen wir es nicht mehr wahr. Der Grund dafür ist, dass die im Innern der geruchsaufnehmenden Zelle freigesetzten Komponenten wiederum andere Komponenten aktivieren, die sich ihrerseits an die Körperchen[78] binden und es ihnen für eine Zeit lang unmöglich machen, geladene Teilchen ins Innere zu lassen. Die geruchsaufnehmende Zelle ist unempfindlich geworden. Infolgedessen können an der Zelle auch andere Geruchsstoffe keine Wirkung mehr haben. Wir kennen dieses Phänomen vom Besuch in einer Parfümerie. Nachdem wir zwei oder drei intensive Gerüche getestet haben, ist unsere Riechfähigkeit erst einmal so stark eingeschränkt, dass wir nichts mehr richtig riechen können. Man kann sich das wie bei einer mittelalterlichen Stadt vorstellen, wo der Einzug von ein paar verdächtigen Fremden erst einmal dazu führte, dass die Stadttore sicherheitshalber für alle geschlossen wurden.

Der Output
Wie wir uns bewegen, sprechen und wie die Organe gesteuert werden

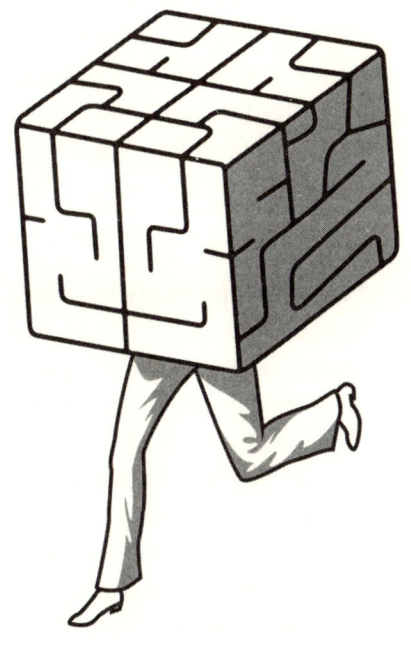

Die Fähigkeit des Menschen, nach dem Eingang und der Verarbeitung der Informationen aus der Umgebung und aus dem eigenen Körper angemessen reagieren und handeln zu können, ist eine der wichtigen Aufgaben unseres Gehirns. Auch hierzu verfügt das Gehirn über spezialisierte Abschnitte, die Information aus dem Gehirn herausbringen und die betreffenden Körperteile steuern. In diesem Kapitel wird die Funktion des Gehirns bei der Bewegung des menschlichen Körpers,[100] beim Sprechen und bei der Steuerung der Organfunktionen[176] dargestellt.

! *Für Bewegungen werden Muskeln benötigt.*

Für die Ausführung von Bewegungen ist das Gehirn auf die Muskeln angewiesen, die fast die Hälfte des gesamten Körpergewichts des Menschen ausmachen. Muskeln befinden sich an den Armen, Beinen und am ganzen Körper und dienen dazu, den Menschen aufrecht zu halten und zu bewegen – wie beim Stehen und Gehen. Er braucht sie weiterhin zum Atmen und für willentliche Handlungen – wie beim Greifen und Kopfdrehen. Zudem gibt es aber auch im Inneren des Körpers an vielen Stellen Muskeln, die Bewegungen erzeugen – wie bei der Veränderung der Pupillenweite, beim Herzschlag oder bei der Darmtätigkeit.

! *Im Muskel schieben sich bei Aktivität kleine Stäbchen übereinander.*

Jeder einzelne Muskel setzt sich aus einer Vielzahl von flüssigkeitsgefüllten Säckchen zusammen, die weniger als ein zehntel Millimeter dick sind und bis zu mehrere Zentimeter lang sein können. Diese bewegungsausübenden Zellen[101] haben in ihrem Inneren zwei Arten von kleinen Stäbchen,[7, 104] die nur wenige tausendstel Millimeter lang sind. Im Ruhezustand überlappen sich diese Stäbchen an den Enden nur ein wenig, bei Aktivität hingegen schieben sie sich übereinander. Dadurch wird die bewegungsausübende Zelle etwas verkürzt. Das ist wie bei einem ausziehbaren Tisch, der am längsten ist, wenn die Verlängerungsplatte herausgezogen ist, und der kürzer wird, wenn die Verlängerungsplatte und die eigentliche Tischplatte wieder übereinandergeschoben werden.

An einer Stelle ausgeführt, würde dieser Prozess des Übereinanderschiebens die bewegungsausübende Zelle nur um etwa einen tausendstel Millimeter verkürzen. Aber in einer Zelle hängen viele solcher Stäbchen hintereinander, deren Verkürzung sich summiert, sodass die betreffende Zelle sich im Aktivitätszustand um die Hälfte ihrer Länge zusammenziehen und ein Muskel sich um mehrere Zentimeter verkürzen kann. Denken Sie an eine Jalousie an einem hohen Fenster, die aus vielen Lamellen besteht. Während das Hochziehen einer einzelnen Lamelle das Rollo nur sehr geringfügig verkürzen würde, zieht das Hochziehen aller Lamellen das Rollo bis auf wenige Zentimeter zusammen.

Zudem können in einem Muskel viele solcher bewegungsausübenden Zellen nebeneinanderliegen, sodass sich auch die Kräfte der einzelnen Zellen summieren und ein Muskel Gewichte von mehreren Kilogramm heben kann. Das ist wie beim Anschieben eines Autos, das wegen einer leeren Batterie nicht anspringt. Allein bewegt man das Auto nicht, doch wenn andere mithelfen, lässt sich mit vereinten Kräften das Auto anschieben.

Durch das Übereinanderschieben der Stäbchen in den

vielen bewegungsausübenden Zellen wird ein Muskel auch dicker, etwa so wie eine Reihe von hintereinanderliegenden Mikadostäbchen beim Ineinanderschieben ein dickes Bündel ergibt. Sowohl die Verkürzung als auch die Verdickung eines Muskels bei Aktivität lässt sich am Oberarm beobachten und spüren, sobald man den Oberarmmuskel anspannt, um den Unterarm zu beugen.

! *Nervenzellen lösen die Muskelaktivität aus.*

Der Befehl vom Gehirn zur Aktivierung eines Muskels wird über abführende Fortsätze[23] der Nervenzelle auf die bewegungsausübende Zelle[101] übertragen. Dazu gibt es Kontaktstellen,[99] die ähnlich wie die zwischen den Nervenzellen aussehen und an denen beim Einlaufen eines Spannungspulses[8] Überträgerstoff[2, 112] freigesetzt wird. Dieser durchquert den Zwischenraum[168] von der Nervenzelle zur bewegungsausübenden Zelle und bewirkt, dass Körperchen[78, 173] in der Wand[183] der bewegungsausübenden Zelle geladene Natriumteilchen in ihr Inneres gelangen lassen. Dadurch entsteht wie in den Nervenzellen ein Spannungspuls, der hier allerdings geladene Calciumteilchen aus Speichern freisetzt oder durch andere Körperchen[78, 157] in die Zelle einströmen lässt.

Die Calciumteilchen bewirken nun, dass die beiden Arten von Stäbchen[7, 104] sich übereinanderschieben, indem Teile von ihnen sich abwechselnd aneinanderheften, aufeinanderschieben und loslassen. Das funktioniert so ähnlich, als wollten Sie an einem Seil hochklettern. Dabei lassen Sie nacheinander immer wieder eine Hand los, um mit ihr höher zu greifen, und ziehen dann den Rest des Körpers nach, wodurch Sie sich immer weiter am Seil entlang nach oben bewegen.

Mit ihrem sich verzweigenden abführenden Nervenzellfortsatz²³ aktiviert jede Nervenzelle eine Reihe von bewegungsausübenden Zellen.⁹⁸ Sind es nur wenige – wie etwa in den Muskeln des Auges, wo es nur zehn Zellen sein können –, sind sehr feine Bewegungen mit allerdings wenig Kraftausübung möglich; sind es hingegen sehr viele – wie etwa in den Muskeln des Körperstamms mit bis zu eintausend bewegungsausübenden Zellen –, sind nur grobe Bewegungen, dafür aber mit viel Kraft möglich. Der Unterschied ähnelt dem zwischen einem kleinen Bagger, mit dem man auch im Garten arbeiten kann, und einem großen Bagger, den man für große und grobe Erdbewegungen im Straßenbau einsetzt.

! *Die einfachste Steuerung des Muskels ist der Reflex.*

Unter den Bewegungen, die durch Nervenzellen bewirkt werden, ist zunächst der Reflex zu nennen. Der Reflex ist eine zum Teil automatisierte und eher stereotype Muskelaktivität. Die Steuerung der Reflexe läuft meistens auf der Ebene des Rückenmarks ab, und das Großhirn hat hier nur einen sehr begrenzten Einfluss auf das Geschehen; so kann es über Kontakte mit den Nervenzellen des Rückenmarks die Auslösbarkeit von Reflexen verändern. Das ist vergleichbar mit dem Trainer einer Fußballmannschaft, der selbst ja nicht mitspielt, sondern nur durch Maßnahmen wie das Trainieren von Spielzügen, die Mannschaftsaufstellung oder taktische Anweisungen das Spielgeschehen beeinflussen kann.

Im menschlichen Körper laufen viele Reflexe ab. Dazu gehören Reaktionen, die der Ernährung des Menschen oder seinem Schutz dienen. Beispiele dafür sind etwa das schnelle und automatische Zurückziehen eines Fingers beim Berühren einer heißen Herdplatte, um den Finger vor weiteren Schäden zu schützen, oder das Auslösen des

Speichelflusses zur Einleitung der Verdauung, wenn Nahrung in den Mund gelangt.

! *Einige Reflexe benötigen nur zwei Nervenzellen.*

Im einfachsten Fall besteht die Verschaltung bei einem Reflex[40] aus zwei Gruppen von Nervenzellen. Die erste nimmt über ihre Nervenzellfortsätze[37] von einem Muskel selbst Informationen auf und überträgt sie auf eine zweite Gruppe von Nervenzellen, die im Rückenmark sitzen.[97] Diese senden über ihre abführenden Nervenzellfortsätze[23] Informationen an den Muskel zurück. Bei dieser Verschaltung führt die Information, dass der Muskel gedehnt ist, zur automatischen Erzeugung eines Befehls, der den Muskel zur Aktivität und damit zu einer Wiederverkürzung bringt. Dieser Reflex bewirkt also, dass die Muskeln nicht völlig erschlaffen und ihre Länge in einem mittleren, aktivierbaren Zustand gehalten wird. Das ist wie bei einer Feuerwehrstation, bei der eine längere brand- und einsatzfreie Periode mit zunehmender Trägheit der Feuerwehrleute dazu führt, dass die Stationsleitung Übungen ansetzt, um so die Einsatzfähigkeit der Feuerwehrleute zu erhalten.

Im komplizierteren Fall besteht die Verschaltung bei einem Reflex[50] aus mehreren Gruppen von Nervenzellen im Rückenmark. Die erste Gruppe nimmt Fühlinformation aus der Haut auf und leitet sie zum Rückenmark, wo sie auf mehrere andere Gruppen von Nervenzellen verschaltet wird. Die letzte Gruppe ist dann die muskelaktivierende Nervenzelle,[97] die die Information auf die Muskeln überträgt und so die Muskelanspannung auslöst. Die Verschaltung auf mehrere Gruppen von Nervenzellen im Rückenmark erlaubt eine stärker differenziertere Reaktion, als dies beim einfachen Reflex der Fall ist. So setzen solche Reflexe schneller ein, wenn die Fühlinformation intensiv ist, während schwache Fühlinformationen auch nur schwache Antworten auslösen. Denken Sie etwa an den Hustenreflex, der im Fall, dass Sie sich verschlucken, zum sofortigen Hustenanfall führt, sich hingegen bei ein paar Krümelchen im Hals lediglich in Räuspern und Hüsteln äußert.

! *Reflexe sind notwendig für die Körperspannung.*

Oberhalb des Rückenmarks im Hirnstamm gibt es eine Reihe von Gehirnteilen, die komplexere Reaktionen als die Reflexe steuern. Auch diese Reaktionen sind unbewusst und wirken wie Reflexe, es sind aber bereits unbewusst ablaufende kleine Abfolgen von aufeinander aufbauenden Reflexen und Reaktionen. Diese dienen vor allem dazu, dass wir auch ohne willentliche Aktivierung unserer Beine stehen können und dass wir beim Liegen auf dem Sofa nicht wie ein Kuchenteig platt auf der Unterlage zerfließen.

Schon die Reflexe des Rückenmarks, die die Muskellänge konstant halten,[40] sind für das Stehen von Wichtigkeit. Beim Stehen dehnt jedes leichte und noch unbemerkte Einknicken eines Beines Muskeln. Die Dehnung führt über die Reflexe des Rückenmarks erneut zu einer Anspannung dieser Muskeln, wodurch das leicht gebeugte Bein wieder gestreckt wird. Als Folge davon werden im selben Bein die Muskeln auf der gegenüberliegenden Seite gedehnt, und es werden auch hier Reflexe ausgelöst, sodass die betreffenden Muskeln ebenfalls aktiviert und in einen gewissen Spannungszustand gebracht werden. Durch diese ständige geringfügige und von uns unbemerkte Auslösung von Reflexen befinden sich die Muskeln der Beine und des Rumpfes in einem leichten Anspannungszustand, der bereits das Stehen unterstützt. Das lässt an neidische Nachbarfamilien denken, bei denen eine Anschaffung, etwa ein neues Auto, der einen Familie gleichsam automatisch einen Autokauf auch bei der anderen Familie auslöst, sodass sich beide Familien stets in einem etwa gleichen, gespannten Zustand befinden.

> ❗ Der Hirnstamm ist für Stehen und Gehen zuständig.

Die Reflexe des Rückenmarks wären aber nicht ausreichend, unseren Körper im Stehen zu halten, denn jede etwas größere oder unvorbereitete Ablenkung aus der aufrechten Haltung würde nur die Muskelspannung erhöhen, aber nicht verhindern, dass wir umfallen, wenn wir zum Beispiel in einem Gedränge angerempelt werden oder in eine Unebenheit treten. Hier greifen dann zusätzlich Teile des Hirnstamms ein, die auf Informationen aus der Haut und den Muskeln reagieren und über die Stellung der Beine Korrekturinformationen an die Muskeln geben, die im Abstand von weniger als einer fünfzigstel Sekunde zuerst das Knie, dann die Hüfte und schließlich den Rest des Körpers stabilisieren.[128]

Darüber hinaus haben das Rückenmark und der Hirnstamm die Fähigkeit, einfache automatisierte Bewegungen umzusetzen. Dazu gehören Bewegungen wie Gehen oder Kauen. Gehen ist ein komplizierter Vorgang, bei dem Muskeln beider Beine in festgelegter Reihenfolge, bestimmtem Zeitabstand und abwechselnd angespannt werden müssen. Die entsprechenden Nervenzellen, deren Verschaltung dieses Programm der Muskelaktivierung erzeugt, liegen in Hirnstamm und Rückenmark. Aber auch andere Teile des Gehirns wie Großhirn und Kleinhirn[31] verfügen über vielfältige Kontakte zu diesen Nervenzellen und können die Gehbewegungen starten, stoppen und anpassen. Wollen wir eine Stufe hochgehen oder einer Pfütze ausweichen, muss zum Beispiel die geradlinige Gehbewegung verändert werden.

! *Bewusste Bewegungen werden in der Hirnrinde geplant.*

Nehmen wir uns vor, eine Bewegung auszuführen, etwa die, dieses Buch aufzuschlagen, so erfordert dieser Prozess nach dem eigentlichen Entschluss die Planung der notwendigen Nervenzellaktivierungen und im Anschluss daran die Umsetzung dieser Planung durch die bewegungsausübenden Zellen.[185] Das ist auch beim Bau eines Hauses nicht viel anders: Zunächst einmal muss der Entschluss fallen zu bauen, anschließend erfolgt die genaue Planung, was und wie gebaut werden soll, und danach errichten die Handwerker das Gebäude.

Die Planung einer bewussten und willentlichen Bewegung erfolgt durch die Nervenzellen der Hirnrinde des Großhirns. Neben einer Reihe anderer, gleichsam vorbereitender und in die Entscheidung zur Bewegung eingebundener Bereiche der Hirnrinde ist dabei besonders die etwa einen Finger lange und breite, sich vom Scheitel Richtung Vorderkante des Ohrs ziehende Region der Hirnrinde[63, 134] von besonderer Bedeutung. Hier liegen die Nervenzellen, deren alleinige Aufgabe die konkrete Planung von Muskelbewegungen ist. Die abführenden Zellfortsätze dieser bewegungsplanenden Nervenzellen[97] ziehen sich bis zu der Gruppe von muskelaktivierenden Nervenzellen im Rückenmark, mit denen sie Kontaktstellen unterhalten. Die im Rückenmark liegenden Nervenzellen schicken wiederum ihre Fortsätze durch die Nerven zu den Muskeln, an denen über die Kontaktstellen zwischen muskelaktivierenden Nervenzellen und bewegungsausübenden Zellen[101] die Muskelanspannung ausgelöst wird. Die Planung durch die Hirnrinde wäre im Beispiel vom

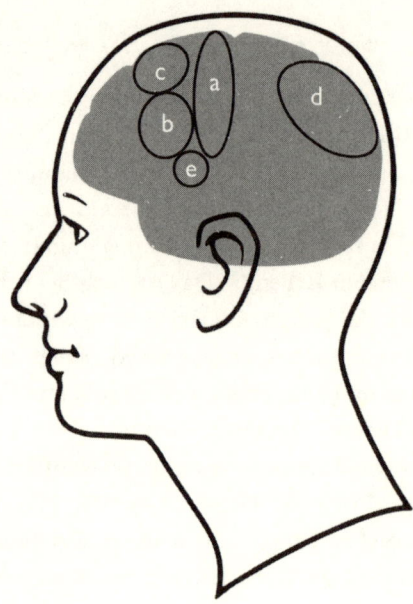

a Teil der Hirnrinde, in dem die konkrete Planung von Muskelbewegungen erfolgt [63, 134]

b Teil der Hirnrinde, der an der Vorbereitung und Organisation komplexer Bewegungen und Muskelanspannungen beteiligt ist [131]

c Teil der Hinrinde, der an der Motivation und Entscheidung für eine willentliche Bewegung oder Muskelanspannung beteiligt ist [165]

d Teil der Hirnrinde, der an der Berücksichtigung der Sinnesinformation bei der Planung einer willentlichen Bewegung oder Muskelanspannung beteiligt ist [126]

e Teil der Hirnrinde, dessen Aufgabe in der Planung der Muskelaktivität zum Aussprechen von Wörtern und Sätzen liegt [29]

Hausbau Aufgabe des Architekten, während sich die Aktivität der muskelaktivierenden Nervenzellen im Rückenmark mit den Anweisungen des Bauleiters vergleichen lässt, der den Handwerkern konkrete Anweisungen gibt, was zu tun ist.

Die Information des Befehls einer Muskelbewegung wird demnach von einer ersten Gruppe von Nervenzellen in der Hirnrinde über Kontaktstellen auf eine zweite Gruppe von Nervenzellen im Rückenmark übertragen, die wiederum die Muskeln aktivieren. Der konkrete Befehl einer Muskelbewegung wird also nur einmal zwischen Nervenzellen umgeschaltet, um von der Hirnrinde zum Muskel zu gelangen.

! *Bewegungsplanung und Fühlen haben Gemeinsamkeiten in der Hirnrinde.*

Die bewegungsplanende Gruppe von Nervenzellen[37] liegt in der Hirnrinde unmittelbar vor der Region, in der die Fühlinformation die Hirnrinde erreicht.[62, 135] Auch ansonsten gibt es Parallelen zum Fühlsinn.[156] So ist hier ebenfalls nicht die tatsächliche Größe der Muskeln, sondern deren Wichtigkeit das entscheidende Kriterium, nach dem der Einsatz der Nervenzellen erfolgt. Eine große Zahl von ihnen wird für die Muskeln des Mundes und der Hand verwendet, die vor allem für das Sprechen und das Greifen wichtig sind und mit denen wir sehr feine und präzise Bewegungen ausführen können, sehr viel weniger Nervenzellen hingegen für die Bewegungen des Körperrumpfes. Würde man die Größe der Körperteile entsprechend der Größe der für sie zuständigen Abschnitte der Hirnrinde darstellen, entstünde für die Bewegung wie schon beim Fühlsinn ein gedrungener, kleiner Mensch mit riesigem Gesicht und Händen,[72] der zudem auf dem

Kopf steht; denn die Nervenzellen der Hirnrinde, die für die Bewegungsbefehle der Beinmuskeln zuständig sind, liegen in der Nähe des Scheitels, die für die Lippen zuständigen dagegen eher in Höhe des Ohrs.

Wie beim Fühlsinn kreuzen auch bei der Bewegung die Informationen auf dem Weg vom Gehirn zu den Muskeln die Seiten. Das heißt, die Muskeln der rechten Körperseite werden mit der linken Hirnhälfte gesteuert und die der linken Körperseite mit den rechts liegenden Abschnitten des Gehirns. Die abführenden Fortsätze[23] der bewegungsplanenden Nervenzellen der Hirnrinde kreuzen beim Übergang vom Hirnstamm ins Rückenmark auf die Gegenseite und ziehen dann weiter zu den bewegungsausübenden Nervenzellen. Deshalb führen einseitige Schädigungen der Nervenzellen der Hirnrinde und ihrer Fortsätze im Gehirn, wie sie bei Schlaganfällen auftreten können, zu Lähmungen der gegenüberliegenden Körperseite, während einseitige Verletzungen des Rückenmarks Lähmungen zur Folge haben, die auf derselben Seite wie die Verletzung liegen.

! *Die bewegungsplanende Hirnrinde hat viele Kontakte im Gehirn.*

Neben den Kontaktstellen zu den Nervenzellen des Rückenmarks haben die bewegungsplanenden Nervenzellen der Hirnrinde noch vielfältige Kontakte zu anderen Nervenzellen des Gehirns. Besonders wichtig sind die Verbindungen zu den bewegungsplanenden Nervenzellen der anderen Gehirnhälfte, die für abgestimmte Bewegungen beider Körperseiten notwendig sind, etwa die Bewegungen beider Arme und Hände beim Klatschen.

Darüber hinaus bestehen Verbindungen zu anderen Bereichen der Hirnrinde. Sie befinden sich vor und oberhalb der Ohren direkt vor der bewegungsplanenden Hirnregion[63, 134] und sind an der Vorbereitung und Organisation komplexer Bewegungen[131] sowie an der Motivation und Entscheidung für eine willentliche Bewegung[165] beteiligt. Hinzu kommt ein Hirnrindenbereich, der in Scheitelnähe schräg hinter und oberhalb des Ohres liegt[126] und die Informationen der Sinne berücksichtigt, zum Beispiel die Sehinformation über den Verlauf der Flugbahn eines Balles, um eine Fangbewegung richtig planen zu können. Im Beispiel des Hausbaus würde es sich um Instanzen wie den Bauherrn oder die finanzierenden Banken handeln, die den Entschluss treffen, Möglichkeiten sondieren und festlegen sowie den Architekten beauftragen.

! *Die Bewegungsplanung wird vom Gehirn ständig angepasst.*

Eine Bewegungsplanung, die von der Hirnrinde einmal vorgenommen wurde, wäre ziemlich unnütz, wenn sie nicht an veränderte Verhältnisse angepasst werden könnte. So hängt selbst eine einfache Bewegung, wie der Griff nach diesem Buch, davon ab, ob wir am Tisch sitzen oder auf dem Sofa liegen oder ob wir die Hand gerade geöffnet oder sie zur Faust geschlossen haben. Die Bewegungsplanung muss also permanent an die gerade durchgeführten Bewegungen und an die Informationen, die unsere Sinne liefern, angepasst werden. Im Beispiel des Hausbaus kämen hier offizielle Stellen wie die Bauaufsicht ins Spiel, die überprüfen, ob alle Vorschriften eingehalten werden, notfalls Bauplanungen verändern oder sogar den Bau ganz stoppen können. Im Gehirn übernimmt diese Aufgabe ein diffiziles System, das aus dem Kleinhirn[31] und einer Reihe von Nervenzellkomplexen im Inneren des Großhirns[26] besteht.

Die Nervenzellkomplexe im Inneren des Großhirns erhalten Informationen aus vielen Bereichen der Hirnrinde – so auch aus denjenigen, die Sinnesinformation aufnehmen oder für Bewegungen zuständig sind. Die verschiedenen Nervenzellkomplexe fördern oder hemmen sich gegenseitig und geben Informationen wieder an die Hirnregionen zurück, die für die Bewegung zuständig sind, sodass die Bewegungsplanung verändert werden kann. Auf diese Weise entsteht ein Kreis sich gegenseitig kontrollierender Komponenten, vergleichbar einem Teich, in dem sich Futter und Tiere so die Waage halten, dass der Teich weder zuwächst oder veralgt noch Fische, Insektenlarven oder Frösche überhandnehmen.

Eine Störung dieses ausgeglichenen Zustandes führt im Gehirn dazu, dass entweder zu wenig Informationen an die für Bewegung zuständigen Regionen der Hirnrinde zurückkommen, was sich – wie bei der Parkinson-Erkrankung – in krankhaften Verlangsamungen oder Verzögerungen von Bewegungsabläufen widerspiegeln kann, oder es führt dazu, dass zu viel Information zur Hirnrinde gelangt, was Erkrankungen mit unkontrollierbaren und überschnellen Bewegungen zur Folge haben kann. Dass zu wenig genauso schädlich sein kann wie zu viel, weiß jeder, der Zimmerpflanzen besitzt; düngt man sie zu wenig, bilden sie nur noch kleine und wenige Blätter, düngt man sie hingegen zu viel, dann wachsen schnell viele Blätter, die jedoch verformt und nicht richtig funktionsfähig sind.

! *Das Kleinhirn korrigiert Bewegungsabläufe.*

Der zweite wichtige Hirnteil, der die von der Hirnrinde geplanten Bewegungen anpasst, ist das Kleinhirn, das im Bereich des Hinterkopfes unterhalb des Großhirns liegt.

Es erhält vor allem die Information, die von der bewegungsplanenden Hirnrinde[63, 134] an die muskelaktivierenden Nervenzellen im Rückenmark gesendet wird, sowie Sinnesinformationen aus der Haut, den Gelenken und den Muskeln. Dadurch entstehen Informationen über die aktuelle Bewegung des Körpers, und das Kleinhirn kann auf diese Weise die tatsächliche mit der geplanten Bewegung vergleichen.

Das Kleinhirn hat seinerseits Kontakte mit den muskelaktivierenden Nervenzellen im Rückenmark, wodurch die Körperhaltung an die beginnende Bewegung angepasst wird. So macht es Sinn, das linke Bein als Standbein zu stabilisieren, wenn vom Gehirn der Befehl kommt, mit dem rechten Fuß auszuholen und gegen einen Ball zu treten. Das Kleinhirn sendet andererseits aber auch Impulse zur Region der Hirnrinde, die für die Bewegungsplanung zuständig ist, sodass auch hier ein Kreis sich gegenseitig kontrollierender Elemente besteht und die eingeleitete Bewegung noch korrigiert werden kann. So ließe sich die Ausholbewegung mit dem rechten Fuß noch verändern, wenn das linke Bein wegrutscht oder der Ball anfängt zu rollen. Verletzungen oder Schädigungen des Kleinhirns führen deshalb bei willentlichen Bewegungen zu unkoordinierten oder überschießenden Muskelaktivitäten des betroffenen Menschen, die vor allem schnelle und schwierige Bewegungsabläufe stören.

Das Kleinhirn spielt auch eine wichtige Rolle beim Erlernen von Bewegungen. Eine willentliche Bewegung, die wir wiederholen, wird schnell optimiert und automatisiert. Das heißt, wir können sie zunehmend ohne größere Konzentration wiederholen, und oft wird die Bewegung uns dabei gar nicht mehr bewusst. Das Umblättern der Seiten dieses Buches dürfte ein Beispiel dafür sein. Obschon an diesen Lernvorgängen, ohne die wir nicht tanzen, Autofahren oder ein Musikinstrument spielen könnten, auch Bereiche der Großhirnrinde beteiligt sind, ist das Kleinhirn ebenfalls stark eingebunden, indem es die Bewegungsungenauigkeit erkennt und Korrekturen an das Großhirn sendet. Das Kleinhirn hat also für das Lernen von Bewegungen die interne Funktion eines Lehrers, der unsere Bewegungen beim Tanzen, Autofahren oder Klavierspielen beobachtet, Fehler bemerkt und uns Hilfestellung zur Korrektur gibt.

! *Auch das Sprechen ist eine Bewegung.*

Zu den Muskelaktivitäten, die vom Gehirn gesteuert werden, gehört auch das Aussprechen von Wörtern und Sätzen. So ist Sprechen zunächst einmal nur die Veränderung einer Luftbewegung. Durch die Muskeln, die im Kehlkopf, in der Zunge und im Mundbereich sitzen, lässt sich beim Ausatmen die Luftbewegung so verändern, dass Laute und in ihrer Abfolge auch hörbare Wörter entstehen. Das ist so wie bei einem aufgeblasenen Luftballon, aus dem man die Luft ablässt und dabei durch Ziehen und Verformen des Luftballonhalses unterschiedlichste Geräusche erzeugen kann.

Die eigentliche Steuerung der beim Sprechen eingesetzten Muskeln erfolgt wie auch bei anderen Bewegungen durch die zuständigen Abschnitte der bewegungsplanenden Hirnrinde. Diese erhält die Informationen über die Bewegungsplanung für die auszusprechenden Wörter und Sätze aus einer münzgroßen Region der Hirnrinde, die hinter und etwas oberhalb des seitlichen Endes der Augenbrauen liegt[29] und fast immer nur in der linken Hirnhälfte angesiedelt ist. Schädigungen dieses wort- und satzplanenden Bereiches der Hirnrinde führen dazu, dass zwar Laute, nicht aber mehr Wörter und Sätze richtig ausgesprochen oder sogar nur nachgesprochen werden können. Die Aufgabenverteilung dieser Hirnregionen erinnert an das Anlegen eines Gartens. Dabei kommt der bewegungsplanenden Hirnrinde die Funktion des Gartengehilfen zu, der an den angezeigten Stellen die Pflanzen in die Erde setzt, der wort- und satzplanenden Hirnrinde[29] hingegen die Rolle des Gärtners, der seinem Gehilfen die richtigen Plätze und den richtigen Abstand der Pflanzen zueinander zeigt.

Die Gesamtanlage des Gartens fällt dagegen dem Gartenarchitekten zu, der einen Gesamteindruck schaffen will. Jene Prozesse im Gehirn, die zum Ausdruck von Gedanken in Form von gesprochener oder geschriebener Sprache in Wörtern und Sätzen führen, gehören zu den höchsten Leistungen des Gehirns und stehen auf derselben Ebene wie Denk- und Bewusstseinsprozesse. Sie werden daher in dem Kapitel über die Höchstleistungen des Gehirns dargestellt.

! *Nervenzellen steuern die Organe des Körpers.*

Die Organe des Körpers, wie Magen, Herz oder Niere, verrichten ihre Aufgaben zwar teilweise selbstständig, unterliegen jedoch der Steuerung durch das Nervensystem. Ein eigener Teil des Nervensystems passt die Arbeit der Organe an die Notwendigkeiten des Körpers und an die verschiedenen Lebensbedingungen wie Arbeit, Sport, Stress und Erholung an. Dazu zählen die Regulation der Durchblutung des Körpers durch Herz und Blutgefäße, die Aufnahme von notwendigen Substanzen wie Nährstoffen und Sauerstoff mit Verdauungsorganen und Lunge sowie die Abgabe von Abfallprodukten wie Urin und Stuhl über Harnblase und Darm.

Der organsteuernde Teil des Nervensystems[176] hat viele

Anteile, die nicht zum Gehirn gehören, und besitzt eine gewisse Unabhängigkeit von den willentlichen Steuerprozessen des Gehirns. Sie zeigt sich darin, dass die Arbeit dieser Teile in der Regel von uns nicht zu beeinflussen ist und uns auch nicht bewusst wird. So nehmen wir zum Beispiel die Darmbewegungen nicht wahr und können sie auch nicht bewusst an- oder abstellen. Der organsteuernde Teil des Nervensystems gleicht einem Hausmeisterservice, der sich um die Versorgung mit Gas und Strom sowie um die Reparaturen in einem Mehrfamilienhaus kümmert, allerdings ohne dass die Mieter ihn sehen oder telefonisch erreichen könnten.

! Die Nervenzellen zur Organsteuerung liegen in Rückenmark, Hirnstamm und Körper.

Die erste Gruppe von Nervenzellen des organsteuernden Teils des Nervensystems[176] liegt vor allem im Rückenmark und im Hirnstamm. Diese Nervenzellen[130] haben an ihren aufnehmenden Zellfortsätzen Kontaktstellen mit den Nervenzellen, die die Sinnesinformation leiten,[152] und erhalten auf diese Weise Informationen über den Zustand der Organe. Die abführenden Fortsätze der organsteuernden Nervenzellen verlassen Hirnstamm und Rückenmark und verfügen über Kontaktstellen zu anderen Nervenzellen, die in Nervenzellkomplexen[54] im Körper und teilweise in den Organen selbst liegen. Diese zweite Gruppe von Nervenzellen[127] sendet ihre abführenden Zellfortsätze zu den Organen, wo sie ihre Wirkung entfalten.

Die Wirkung der Nervenzellen an den Organen erfolgt durch die Freisetzung von Übertragerstoffen.[112] Diese erreichen die Organe, die ebenfalls alle aus Zellen unterschiedlichster Art bestehen. In der Wand[183] dieser Organzellen werden durch die Übertragerstoffe Körperchen[78, 173] aktiviert, die je nach Überträgerstoff und Art des Körperchens zur Zu- oder Abnahme der elektrischen Spannung oder auch der Anzahl der Calciumteilchen in der Zelle führen können. Häufig werden in den Organen die bewegungsausübenden Zellen[101] beeinflusst, deren Aktivität und Verkürzung sich durch die organsteuernden Nervenzellen verstärken oder vermindern lässt. So kann über die Vielzahl der sich verkürzenden bewegungsausübenden Zellen ein Blutgefäß verengt, die Nahrung durch den Darm transportiert oder die Harnblase beim Wasserlassen zusammengezogen werden.

! *Die Organsteuerung ist aufgeteilt.*

Der für die Organsteuerung zuständige Bereich des Nervensystems[176] besteht aus zwei voneinander getrennten Teilen. Der eine Teil[166] hat seine Nervenzellen im Rückenmark in Höhe der Brust, der andere[120] ober- und unterhalb davon und im Hirnstamm. Eine Reihe von Organen, wie das Herz und der Darm, erhalten Informationen von beiden Teilen des organsteuernden Nervensystems, während andere Organe wie die Leber und Blutgefäße nur von jeweils einem der beiden Teile gesteuert werden. Denken Sie bei diesem Unterschied an einen Rodelschlitten, der sich lediglich abbremsen lässt, und einen Motorschlitten, bei dem man zusätzlich zur Bremsmöglichkeit die Fahrt auch beschleunigen kann.

Die beiden Teile des organsteuernden Nervensystems haben in vielen Bereichen des Körpers entgegengesetzte Wirkungen. So werden etwa durch den einen Teil[166] der Herzschlag beschleunigt und die Darmbewegungen verlangsamt, während der andere Teil[120] die umgekehrte Wirkung hat. Darüber, ob mehr der fördernde oder der bremsende Einfluss überwiegt, entscheidet das Verhältnis der

Aktivität der beiden Teile des organsteuernden Nervensystems. Das ist wie bei einer Balkenwaage, die sich zu der Seite neigt, auf der mehr Gewicht zu liegen kommt, egal, ob auf den beiden Waagschalen nichts oder bereits tonnenschwere Gewichte liegen.

Die Wirkungen der beiden Teile des organsteuernden Nervensystems sind dabei so verteilt, dass der eine Teil[166] mehr für die Aktivierung des Körpers sorgt und so die Blutversorgung der Muskeln und die Herztätigkeit steigert, während der andere Teil[120] mehr die Erholung des Körpers betont und so die Darm- und Drüsentätigkeit anregt.

! *Überträgerstoffe zur Organsteuerung werden auch ins Blut abgegeben.*

Neben der direkten Aktivierung der Organe durch die in ihnen endenden Nervenzellfortsätze kennt jener Teil des organsteuernden Nervensystems, der mehr für die Aktivierung des Körpers sorgt,[166] noch eine zusätzliche Möglichkeit. So gibt es oberhalb der Nieren jeweils eine kleine Drüse,[106] die besondere Überträgerstoffe[5] in die Blutgefäße abgeben kann. Mit dem Blutstrom werden die Überträgerstoffe dann in wenigen Sekunden im ganzen Körper verteilt und wirken so an sehr vielen Stellen auf die bewegungsausübenden Zellen der Blutgefäße. Während also die Arbeit des organsteuernden Nervensystems mit seinen Nervenzellfortsätzen und gezielten Kontakten an den Organen einer regulären Postzustellung vergleichbar ist, gleicht sie mit der Abgabe der Überträgerstoffe ins Blut einer Flugblattaktion.

Welche Wirkung der Überträgerstoff nun hat, hängt von verschiedenen oberflächlichen Eiweißstrukturen[142] der Zellen ab. Dabei gibt es Eiweißstrukturen,[27] die ein Erschlaffen der bewegungsausübenden Zellen auslösen, und andere,[9] die zu ihrer Anspannung führen. In den Blutgefäßen des Körpers sind diese Eiweißstrukturen so verteilt, dass es in der Haut zur Verengung der Blutgefäße mit verminderter Durchblutung und in den Muskeln des Körpers zu Erweiterungen der Blutgefäße mit verstärkter Durchblutung kommt. Dies ist der Grund, warum wir bei Aufregung, wenn Überträgerstoffe ins Blut abgegeben werden, einerseits kalte Hände bekommen und blass werden, andererseits aber in solchen Situationen besonders gut laufen und flüchten könnten.

! *Das Gehirn kontrolliert das organsteuernde Nervensystem.*

Emotionen wie Angst und Freude oder auch die Absicht, sich gleich zu bewegen, führen bereits zu Veränderungen von Organfunktionen, wie der Beschleunigung des Herzschlags oder der Zunahme der Atmung. Dies beruht darauf, dass aus den Bereichen der Hirnrinde, die für die Bewegungssteuerung, die Sinne oder auch die Emotionen zuständig sind, Informationen an einen Bereich von Nervenzellen[74] gegeben werden, der im Inneren des Gehirns in der Nähe des Hirnstamms liegt und dessen Nervenzellen mit ihren abführenden Fortsätzen Kontakt zu den organsteuernden Nervenzellen im Rückenmark und Hirnstamm haben und so deren Aktivität beeinflussen können. Die Kontrollfunktion des Gehirns auf das organsteuernde Nervensystem[176] gleicht dem Schiedsrichter bei einem Fußballspiel. Eigentlich läuft das Spiel ohne ihn, und nur in kritischen und besonderen Situationen greift er ein und bestimmt, wie es weitergeht.

Das komplexe Zusammenspiel des organsteuernden Nervensystems mit dem Gehirn wird bei Funktionen wie dem Wasserlassen deutlich. So ist das Entleeren der Harnblase zunächst einmal ein eigenständiger Reflex des organsteuernden Nervensystems, der dadurch zustande kommt, dass die Fühlinformation einer stark gefüllten und damit gedehnten Blase an die Nervenzellen des organsteuernden Nervensystems im Rückenmark geleitet wird, wo sie automatisch über die abführenden Nervenzellen und die Freisetzung von Überträgerstoff an den bewegungsausübenden Zellen der Harnblase zum Zusammenziehen der Harnblase und damit zur Urinentleerung führt. Dieser Mechanismus liegt bei Säuglingen vor, was der Grund für die Notwendigkeit einer Windel ist, denn jede Füllung der Harnblase, die einen kritischen Wert überschreitet, führt zum Wasserlassen. Mit zunehmendem Lebensalter spielt das Gehirn aber eine immer größere Rolle, und die betreffenden Nervenzellen des Rückenmarks geraten unter die Kontrolle von Nervenzellen im Hirnstamm. Schließlich erlernt das Kind die Kontrolle über die Harnblase, das bewusste Einleiten oder auch Unterdrücken der Blasenentleerung, indem die Nervenzellen des Hirnstamms durch Nervenzellen der Hirnrinde aktiviert oder gebremst werden können.

! *Die Atmung wird direkt durch das Gehirn gesteuert.*

Während bei vielen Organen das Gehirn die Organfunktion nur anpasst, wird die Atmungsfunktion der Lunge komplett durch das Gehirn selbst gesteuert. Daher muss bei einer Narkose künstlich beatmet werden, da die Funktion der anderen Organe zwar weitgehend ungestört weiterläuft, aber mit der Senkung der Aktivität im Gehirn die spontane Atmung aufhört. Da wir mit der Atmung den lebensnotwendigen Sauerstoff in den Körper bringen, würden wir bei einer Narkose ohne künstliche Beatmung sterben.

Die Nervenzellen,[141] die die Atmung bewirken, sitzen im Hirnstamm. Sie erzeugen regelmäßige Serien von Spannungspulsen, die über das Zwerchfell und die Muskeln des Brustkorbs zur Erweiterung und infolgedessen zur Einatmung führen. Sobald die Spannungspulse aufhören, ist auch die Aktivierung der Muskeln beendet; der Brustkorb verkleinert sich wieder und kehrt von sich aus in seine Ausgangslage zurück. Das ist wie bei einem Luftballon, den man zwar mit Anstrengung aufpusten muss, der aber dann ohne weitere Anstrengung von sich aus die Luft wieder abgibt.

Die Serien von Spannungspulsen in den Nervenzellen, die die Einatmung bewirken, sind ohne Informationen aus dem Gehirn nicht imstande, den Atemrhythmus aufrechtzuerhalten. Hierbei spielt die Hirnrinde wieder eine besondere Rolle: Sinnesinformationen wie Temperaturerhöhung oder Schmerz führen zu Veränderungen der Atmung, und es kommt auch vor, dass wir bewusst tief einatmen oder seufzen, etwa wenn wir wieder mal einen Text über eine Hirnfunktion nicht verstanden haben.

Die Veränderungen
Wie das Gehirn sich entwickelt und lernt

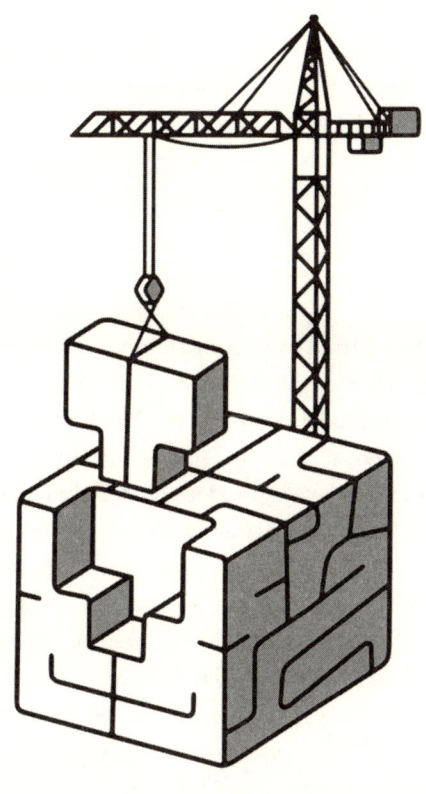

Das Gehirn unterscheidet sich grundlegend vom Computer darin, dass sein Aufbau ständigen Veränderungen unterliegt. Dies betrifft jeden Moment unseres Lebens und beginnt bereits vor der Geburt. In diesem Kapitel werden die Veränderungen des Gehirns sowohl während unserer Entwicklung vom Ungeborenen zum Erwachsenen als auch die Veränderungen beim Erwachsenen dargestellt, die für Lernen und Gedächtnis verantwortlich sind.

! *Durch Teilung der befruchteten Eizelle entstehen auch die Nervenzellen.*

In der Gebärmutter entwickelt sich der Mensch und beginnt auch die Hirnentwicklung. Dazu teilt sich die befruchtete Eizelle, die ebenfalls ein kleines flüssigkeitsgefülltes Säckchen ist, zunächst in zwei Zellen auf, die dann wachsen und sich jeweils wieder teilen. Durch die Fortsetzung dieses Prozesses entstehen bis zur Geburt viele Milliarden von Zellen. Vielleicht haben Sie einen Garten, in dem Stauden wachsen. Wenn die Stauden groß geworden sind, kann man sie in der Mitte teilen, und wenn die beiden Teile wieder zu großen Stauden herangewachsen sind, kann man auch diese jeweils wieder teilen und wachsen lassen, wodurch man schon vier Stauden erhält. Durch Fortsetzung des Teilens und Wachsenlassens käme man zu acht, dann zu sechzehn Stauden etc.

Im Gegensatz zur Vermehrung von Stauden kommt es bei der Entwicklung des Menschen im Prozess der Teilungen zu Veränderungen der Zellen. So entstehen aus der befruchteten Eizelle alle einhundertachtzig verschiedenen

Typen von Zellen des Körpers – von Leber- und Nierenzellen über die bewegungsausübenden und die lichtaufnehmenden Zellen[124] bis hin zu den verschiedenen Nerven- und Gliazellen mit ihren unterschiedlichen Formen und Eigenschaften.

! *Umgebung und Teilungen lassen Nervenzellen entstehen.*

Eigentlich müsste man erwarten, dass nach jeder Teilung wieder die gleiche Zelle entsteht, denn allen Zellen des menschlichen Körpers liegt hinsichtlich der Strukturen, die sie aufbauen können, derselbe Plan zugrunde – nämlich die Erbinformationen[55] für das gesamte Individuum. In den Nervenzellen[110] befinden sich die Erbinformationen in komprimiertem Zustand ungefähr in der Mitte des Nervenzellkörpers, so wie wichtige Dokumente in einem Tresor innerhalb einer Bank liegen. Dabei spielen die Erbinformationen, welche die Nervenzellen selbst benötigen, eine große Rolle, denn über die Hälfte der gesamten Erbinformationen jedes Menschen wird für den Aufbau der Strukturen des Gehirns benötigt.

Aus der in allen Zellen gleichen Erbinformation entstehen die unterschiedlichen Zelltypen, indem jeweils verschiedene Teile davon genutzt werden. Das ist wie bei einer Speisekarte im Restaurant, aus der sich jeder Gast ein für ihn charakteristisches Menü zusammenstellt.

Bei der Entwicklung des Menschen ist die Entscheidung, welcher Teil der Erbinformation benutzt wird und welcher Typ von Zelle infolgedessen entsteht, zum einen von der Häufigkeit der Teilungen abhängig. Denn je häufiger eine Zelle sich während der Entwicklung geteilt hat, desto mehr nähert sie sich dem endgültigen Typ von Zelle an, den sie nach der letzten Teilung erreicht und der beispielsweise eine fertige und spezialisierte Nervenzelle sein kann. Zum andern hängt die Typfrage jedoch von der Umgebung der Zelle ab. Je nachdem, welche Substanzen in der Umgebung der Zelle vorkommen, kann aus einer noch sehr wenig geteilten oder spezialisierten Zelle[161] eine Leberzelle oder eben auch eine Nervenzelle werden. Das ähnelt der Berufswahl, die während der Schulzeit noch völlig offen ist, die von der Umgebung, darunter Familie und Freundeskreis, beeinflusst wird und sich mit jedem beendeten Ausbildungsschritt stärker auf den dann später tatsächlich ausgeübten Beruf einengt.

! *Durch Ortsveränderung bilden die Nervenzellen Ordnungen.*

Beim Menschen sind etwa drei Wochen nach der Befruchtung die Zellen vorhanden, aus denen im Laufe der folgenden Wochen dann die Nervenzellen und das Gehirn entstehen. Zu diesem Zeitpunkt sind aus der befruchteten Eizelle schon mehrere Millionen Zellen entstanden, die eine dreischichtige Scheibe[80] von etwa einem Millimeter Größe bilden. Aus der obersten dieser Schichten kommen die Zellen, die sich mit weiteren Teilungen zu fertigen Nervenzellen entwickeln und das Gehirn formen.

In der Gebärmutter haben sich innerhalb der ersten drei Wochen jedoch nicht nur Vorstufen von Nervenzellen[179] entwickelt, sondern die Zellen bilden auch Formationen. Dazu wandern die Zellen nach ihrer Entstehung wie in einer Choreografie zu festgelegten Orten. Würde es dieses Ordnungsprinzip nicht geben, so würde die Erhöhung der Anzahl der Zellen nur zu einer wachsenden kugel- oder kreisförmigen Form führen, so wie Schimmel sich auf einer Scheibe Käse ausbreitet. So aber entsteht beim wachsenden Menschen eine Ordnung der Zellen, die ein wenig an olympische Eröffnungsfeiern erinnert: In einem dicht gedrängten, scheinbar ungeordneten Pulk von Menschen kristallisiert sich anhand der Farben, in die sie gekleidet sind, mit der Zeit ein geordnetes, buntes Bildmotiv heraus.

Im sich entwickelnden Gehirn wird die Wanderung und Ansiedlung der Zellen zum einen durch Substanzen bestimmt, die von den Zellen der Zielregion in die Flüssigkeit außerhalb der Zellen abgegeben und von denen die Vorstufen der Nervenzellen angelockt werden.[33] Zum anderen gibt es vorgegebene Leitungsbahnen durch Gliazellen, auf denen sich die Zellen bevorzugt bewegen. Und schließlich spielt auch das sich mit jeder Teilung verändernde Programm der Erbinformation eine Rolle. Denken Sie bei diesen drei Faktoren an Ihr Verhalten bei einem Buffet. Durch Geruch oder Dekoration werden Sie, Appetit vorausgesetzt, von dieser oder jener Speise angelockt, folgen der Schlange der Wartenden und wenden sich den Nachspeisen erst zu, wenn Sie vom Hauptgang gesättigt sind.

! *Das Nervensystem entwickelt sich aus einem Rohr von Nervenzellen.*

Drei Wochen nach der Befruchtung beginnen die im mittleren Streifen der obersten Schicht der Scheibe liegenden Vorstufen der Nervenzellen[179] an den Rändern emporzuwachsen, zunächst eine Rinne[107] zu bilden und schließlich durch die Annäherung der Ränder zu einem Rohr[108] zu verschmelzen. Das ist ein wenig so, als würde man einen kreisrund ausgerollten Kuchenteig mit zwei nebeneinanderliegenden Schnitten in drei Teile schneiden und aus dem mittleren Stück durch Hochklappen der Ränder ein Rohr kneten.

Dieses Rohr bildet die Grundlage unseres gesamten Nervensystems und aller Nerven- und Gliazellen. Aus den hinteren Abschnitten entsteht das Rückenmark, aus den vorderen das Gehirn. Die Form des Rohrs zeigt sich auch noch beim ausgewachsenen Menschen, bei dem der Rohrinnenraum zu den mit Flüssigkeit gefüllten Hohlräumen[91] des Gehirns und des Rückenmarks geworden ist.

! Bis zur Geburt sind fast alle Nervenzellen da.

In den folgenden Wochen der Entwicklung innerhalb der Gebärmutter wächst vor allem der Gehirnteil des Rohrs besonders stark durch Bildung immer neuer Zellen. Nach drei Monaten sind bereits die beiden Großhirnhälften und das Kleinhirn zu erkennen. In dieser Zeit werden auch sehr viel mehr Zellen gebildet, als nachher für das erwachsene Gehirn gebraucht werden. Man schätzt, dass die Hälfte aller gebildeten Nervenzellen im Laufe der Hirnentwicklung bis zur Geburt wieder zugrunde gehen und dass auch in den ersten Lebensjahren noch Nervenzellen abgebaut werden. Es handelt sich dabei um einen geordneten Prozess,[17] der in den Nervenzellen vorprogrammiert ist. Er hängt von der Nutzung der Nervenzelle bei der Informationsverarbeitung ab und ist für eine normale Hirnentwicklung notwendig.

Nach neun Monaten Schwangerschaft gleicht das Gehirn in seinem äußeren Erscheinungsbild schon sehr stark dem erwachsenen Gehirn. Das Gehirn des Neugeborenen hat nun bereits fast genau so viele Nervenzellen wie das ausgewachsene Gehirn. Die Nervenzellen haben ihre Wanderungen abgeschlossen und bereits ihre endgültige Position erreicht. Das Gehirn des Neugeborenen ist jedoch wesentlich kleiner und hat nur etwa ein Viertel der Größe des Gehirns eines Erwachsenen.

! Das Gehirn wächst nach der Geburt durch die Nervenzellfortsätze.

In der Zeit nach der Geburt und bis etwa zum fünften Lebensjahr wächst das Gehirn dann vor allem durch die Bildung von Nervenzellfortsätzen und Kontaktstellen zu anderen Nervenzellen sowie durch das Wachstum der Gliazellen. Schon die Vervierfachung des Gewichtes zeigt, wie intensiv im Gehirn Verbindungen von Nervenzellen in diesen Jahren aufgebaut werden.

Ein besonderes Beispiel ist hierfür die Hirnrinde.[35] Die Hirnrinde als der Ort der höchsten Leistungen des menschlichen Gehirns hat bei der Geburt schon alle Nervenzellen, über die sie auch beim Erwachsenen verfügen wird. Bis zur Geburt sind, von einer einfachen Schicht von Nervenzellen ausgehend, immer mehr Nervenzellen durch diese Schicht hindurchgewandert und haben sich in verschiedener Weise auf ihr abgelagert, sodass eine Schicht von etwa einem Millimeter Dicke entstanden ist. Nach der Geburt erfolgt ein intensives Wachstum der Nervenzellfortsätze, sodass schließlich eine meist sechsschichtige, einige Millimeter dicke Hirnrinde vorhanden ist, die in einzelnen Schichten die Körper[155] der Nervenzellen enthält, während in den anderen Schichten die Nervenzellfortsätze liegen. Dabei ordnen die Nervenzellen ihre Kontaktstellen jeweils zu einer wenige Millimeter hohen und weniger als einen halben Millimeter breiten säulenartigen Einheit an. Diese Säule ist die kleinste Verrechnungsstation der Hirnrinde und unterhält mit den anderen Verrechnungseinheiten intensive Verbindungen. So sind zum Beispiel die Säulen in der lichtverarbeitenden Hirnrinde miteinander zu einem Ensemble verbunden, die die gleiche Bewegungsrichtung oder Farbe einer Lichtquelle verarbeiten. Man kann sich das so vorstellen wie bei spezialisierten Automechanikern und -technikern, die zusammen eine Markenwerkstatt bilden. In dieser Werkstatt werden bevorzugt die Autos einer Marke repariert, und alle Autowerkstätten dieser Marke in Deutschland bilden das Servicenetz für diese Automarke.

Ab der Schulzeit wird das Gehirn fast nicht mehr größer, da Bildung und Abbau von Kontaktstellen und Nervenzellfortsätzen sich zunehmend die Waage halten. Erst im hohen Lebensalter wird das Gehirn wieder kleiner, weil dann die Abbauvorgänge überwiegen. So hat das Gehirn eines Siebzigjährigen bereits fünf Prozent an Gewicht verloren und verkleinert sich mit zunehmendem Alter weiter.

! *Die Nervenzellfortsätze finden ihren Weg gezielt und auch durch Ausprobieren.*

Während der Entwicklungsphase, in der sie die großen Verbindungen zu anderen Hirnregionen herstellen, wachsen die abführenden Fortsätze der Nervenzellen immer mehr, werden dadurch länger und nehmen Kontakt mit den richtigen Nervenzellen auf. Diese können im Extremfall über einen Meter entfernt sein – etwa bei der Verbindung einer bewegungsplanenden Nervenzelle in der Hirnrinde mit einer bewegungsausübenden Nervenzelle[97] im Rückenmark. Um sich eine Vorstellung von der Komplexität dieses Geschehens zu machen, können Sie es mit der Aufgabe vergleichen, zu Fuß nach Deutschland zurückkehren zu müssen, nachdem Sie in China abgesetzt wurden.

Obschon noch wenig verstanden ist, wie die Nervenzellfortsätze diese Aufgabe lösen, wissen wir jedoch, dass hierbei die Oberflächen, über die die Nervenfasern ziehen, eine

Rolle spielen. So können Partikel[4] auf der Oberfläche von Gliazellen das Auswachsen der Nervenzellfortsätze um einen Millimeter pro Tag fördern, während es andere Zellen gibt, an denen das Wachstum der Nervenzellfortsätze zum Erliegen kommt oder sogar in andere Richtungen gelenkt wird. Für den Rückweg aus China würde man sicherlich Straßen bevorzugen, da man hier am schnellsten vorankommt, wohingegen Trampelpfade und wegloses Gelände das Vorwärtskommen erschweren und steile Felswände oder Flüsse es sogar gänzlich stoppen würden.

Darüber hinaus spielen dabei aber auch wieder Substanzen eine Rolle, die sich in der Flüssigkeit zwischen den Zellen befinden und in deren Richtung die Nervenzellfortsätze wachsen. So können Zielregionen zu festgelegten Zeiten ihrer Entwicklung Substanzen abgeben, die sich mit zunehmender Entfernung immer mehr verdünnen und es auf diese Weise den Nervenzellfortsätzen erlauben, auf den Ort der höheren Konzentration zuzuwachsen. Nehmen wir wieder unseren Wanderer. Auf der Suche nach einer Unterkunft bemerkt er einen leichten Geruch gebratener Kartoffeln und geht dann «immer der Nase» nach in die Richtung, aus der der Geruch zu kommen scheint, bis er endlich das Haus erreicht hat.

Schließlich wird auch noch das Prinzip von Versuch und Irrtum eingesetzt. Die Spitze der abführenden Nervenfaser[180] wächst nämlich oft nicht gradlinig auf ihre Zielzelle zu, sondern ändert auch mal die Richtung, zieht sich wieder zurück und nimmt Kontakt zu anderen Nervenzellen auf. Wenn die Partikel nicht passen oder die elektrische Aktivität der kontaktierten Nervenzelle sich als falsch herausstellt, erweisen sich diese Versuche wohl als Irrtümer, und der Nervenzellfortsatz wächst weiter, bis er die richtige Nervenzelle erreicht hat. Der Nervenzellfortsatz verhält sich also wie eine Frau beim Shopping: Sie geht erst hierhin und dorthin, probiert einiges an und kauft zum Schluss das Kleidungsstück, das ihr am meisten zugesagt hat.

! *Das Gehirn kann Schäden schlecht reparieren.*

Die komplexen und vom Alter des Gehirns abhängigen Prozesse des gezielten Wachstums der Nervenzellen und ihrer Fortsätze dürften der Grund dafür sein, dass im Gegensatz zur Haut und zu anderen Organen Verletzungen vom Gehirn kaum repariert werden können. Denn eine anhaltend hohe Bereitschaft, neue Nervenzellen und intensive Nervenzellverbindungen herzustellen, könnte das hochkomplexe Netzwerk im Gehirn stören und so die Funktionen des Gehirns beeinträchtigen. So würde auch kein Gemälde fertiggestellt werden, wenn der Künstler immer wieder grundlegende Punkte wie Bildkomposition und Farbwahl neu anginge.

Fertige Nervenzellen im Gehirn sind nicht mehr imstande, sich zu teilen; schon bald nach der Geburt können Nervenzellen nicht mehr in nennenswertem Umfang neu gebildet werden. Das führt dazu, dass beim älteren Kind und vor allem beim Erwachsenen der Verlust von Nervenzellen, etwa bei Schlaganfällen, zu bleibenden Schäden und wenig kompensierbaren Ausfällen führt.

Darüber hinaus bewirkt das entwicklungsabhängige Wachstum der Nervenzellfortsätze, dass sich Zerstörungen von Verbindungen zwischen zwei Hirnregionen oder von einer Hirnregion mit dem Rückenmark mit zunehmendem Lebensalter immer schlechter reparieren lassen. So bilden sich Querschnittslähmungen, die durch Verletzungen des Rückenmarks entstanden sind, bei Kleinkindern oft noch in erstaunlichem Ausmaß zurück, während bei Erwachsenen die Lähmungen bleiben.

! *Auch das erwachsene Gehirn verändert sich ständig.*

In der Zeit vor der Geburt und in den ersten Lebensjahren werden die wichtigen Verbindungen innerhalb des Gehirns und vom Gehirn zu den Organen und Muskeln aufgebaut. Doch auch das Gehirn des erwachsenen – und selbst des alten – Menschen befindet sich in einem ständigen Umbauprozess. Dies ermöglicht uns lebenslanges Lernen und das Speichern im Gedächtnis. Der dabei stattfindende Umbau des Gehirns ist allerdings kleiner und feiner und betrifft vorwiegend die Kontaktstellen zwischen den Nervenzellen. Während die Ausbildung der großen Verbindungen des Gehirns der Anlage eines Gartens mit dem Pflanzen von Bäumen und Büschen und dem Anlegen von neuen Blumenbeeten gleicht, sind die Veränderungen bei den Lernprozessen eher mit der Gartenpflege wie etwa dem Beschneiden von Büschen, dem Düngen einzelner Pflanzen oder dem Ersatz verblühter Blumen vergleichbar.

! *Viele Erinnerungen können nur Sekunden behalten werden.*

Voraussetzung für alles Lernen ist das Gedächtnis und damit die Fähigkeit, Informationen über längere Zeiträume im Gehirn zu speichern. In jeder Sekunde nimmt allein unser Auge Informationen in einer Größenordnung auf, die mehr als zwanzig beschriebenen Schreibmaschinenseiten entspricht. Um das Gedächtnis von unnötiger Information frei zu halten, werden in einem ersten Verarbeitungsschritt des Gehirns die überflüssigen Informationen aussortiert.[151] Dies dauert weniger als eine Sekunde und lässt sich spüren, wenn man ein Bild in einer Zeitschrift kurz anschaut, sodann die Augen schließt und darauf achtet, wie das Bild unmittelbar verblasst und viele Details vor dem inneren Auge sofort verschwinden.

An Teile des Bildes kann man sich aber auch mit geschlossenen Augen noch einige Sekunden, manchmal auch bis zu eine Stunde erinnern.[83] Dies sind Informationen, die im ersten Verarbeitungsschritt des Gehirns als interessant oder wichtig eingestuft wurden. Die Auswahl des Gehirns ist dabei sehr streng; von den in jeder Sekunde aufgenommenen Informationen kommt nicht einmal ein Hunderttausendstel in diesen kurzzeitigen Speicher, also von den zwanzig beschriebenen Schreibmaschinenseiten höchstens ein Buchstabe.

Dieser kurzzeitige Speicher des Gehirns hat selbst nur eine geringe Kapazität, die etwa einer Zeile einer Schreibmaschinenseite entspricht. Der Speicher wird deshalb ständig neu zusammengestellt, da die permanent ankommende neue Information die schon vorhandene verdrängen muss, um ins Gedächtnis zu gelangen. Das ist wie bei einer vollgeschriebenen Tafel, auf der man nur noch dann weiterschreiben kann, wenn man einen Teil des Geschriebenen mit einem Schwamm wegwischt.

! *Das kurzzeitige Gedächtnis nutzt kreisförmige Verschaltungen der Nervenzelle.*

Der kurzzeitige Speicher besteht in miteinander verbundenen Nervenzellen. Auf diese Weise kann die Information, die gespeichert werden soll und die in einer Folge von Spannungspulsen besteht, unverändert von einer Nervenzelle auf die nächste übertragen werden, bis sie wieder bei der ersten ankommt und der Kreislauf erneut beginnt.[82] Eine Gedächtnisinformation, die aus einer spezifischen Folge von Spannungspulsen besteht, kann in dieser Form im Gehirn behalten werden, während sich bei einer nicht kreisförmigen Verschaltung der Nervenzellen die Folge von Spannungspulsen im Prozess der Verarbeitung durch die anderen Nervenzellen verändert, auch auf andere Zellen außerhalb des Gehirns übertragen wird und auf diese Weise schließlich verloren geht. Der Kurzzeitspeicher des Gehirns funktioniert wie eine reihum erzählte Skandalgeschichte: Man berichtet sie einem Nachbarn, der sie weitererzählt, bis sich der Kreis schließt und man die Geschichte irgendwann selbst wieder von einem anderen Nachbarn als Neuigkeit mitgeteilt bekommt. Würde man die Geschichte dagegen nur einem gerade in ein anderes Land reisenden Gast erzählen, würde man sie vermutlich nie mehr wieder zu Gehör bekommen.

Die Speicherung von Informationen entsteht, soweit wir heute wissen, durch die Benutzung bereits vorhandener Kontaktstellen zwischen den Nervenzellen. Da jede Nervenzelle mit Tausenden anderen Kontakt hat, die wiederum mit Tausenden anderen in Kontakt stehen, gibt es im Gehirn sehr viele kreisförmige Verschaltungen, über die sich die verschiedenen Gedächtnisinhalte speichern lassen. Das ist nicht anders als mit unseren Kontakten zu Menschen. Wir kennen viele Leute, die wieder viele Leute kennen, von denen einige wiederum uns kennen oder Kontakt zu Menschen haben, die uns kennen. So wie wir Teile verschiedener solcher Kontaktkreise sind, kann auch im Gehirn dieselbe Nervenzelle an der kurzzeitigen Speicherung unterschiedlicher Gedächtnisinformationen beteiligt sein.

! *Für die Speicherung werden die Verschaltungen verändert.*

Bei Gedächtnisinhalten, die wir über Minuten und bis zu einer Stunde behalten, erfolgt die Speicherung vermutlich über die Verbesserung der Kontaktstellen zwischen den Nervenzellen bei wiederholter Benutzung.[85] So lösen zum einen die Spannungspulse im Nervenzellfortsatz an der Kontaktstelle zur nächsten Nervenzelle im Wiederholungsfall eine stärkere Freisetzung von Übertragerstoff[112] als üblich aus. Zum anderen bewirkt die erhöhte Freisetzung des Übertragerstoffes in der kontaktierten Nervenzelle, dass mehr Körperchen[78, 173] gebildet werden, an die sich die Übertragerstoffe binden können. Beides führt dazu, dass die Information, die in der spezifischen Folge von Spannungspulsen besteht, mit größerer Verlässlichkeit von einer Nervenzelle auf die andere übertragen wird. Das ist in etwa so, als würde man die Skandalgeschichte nicht beiläufig erzählen, weil sich gerade die Gelegenheit ergibt, sondern mit Vorsatz zum Nachbarn gehen und ihm vertraulich und eindrücklich die Geschichte berichten, mit der wahrscheinlichen Folge, dass der Nachbar die Geschichte für bedeutsam erachtet und weitergeben wird.

! Bei der langfristigen Speicherung werden neue Nervenzellkontakte aufgebaut.

Schließlich haben wir noch Erinnerungen, die viele Stunden, bis zu mehrere Jahre oder sogar ein ganzes Leben lang gespeichert werden.[84] So können wir uns an Details von einigen Bildern erinnern, die wir vor mehreren Jahren gesehen haben. Diese Speichermenge ist wiederum sehr viel geringer als im kurzzeitigen Gedächtnis – von den mehr als tausend Schreibmaschinenseiten, die unser Auge in jeder Minute aufnimmt, sind es etwa drei Buchstaben in einer Minute. Dafür ist die Speicherkapazität für diese dauerhaften Erinnerungen sehr hoch; man schätzt sie für jedes menschliche Gehirn auf eine Informationsmenge, die einer großen Bibliothek von einigen tausend Büchern entspricht.

Für die langfristigen Erinnerungen gibt es zusätzliche

Mechanismen, die über die Verbesserung der Kontaktstellen in einer kreisförmigen Verschaltung von Nervenzellen hinausgehen. Eine davon ist die Neubildung von Kontaktstellen. Um die Zuverlässigkeit zu erhöhen, mit der eine Folge von Spannungspulsen innerhalb eines Nervenzellverbandes kreist, muss man nicht unbedingt die Übertragung an den Kontaktstellen verbessern. Stattdessen kann man einfach zusätzliche Kontaktstellen zwischen den Nervenzellen aufbauen, mit dem Effekt, dass dann der Spannungspuls einer Nervenzelle über mehrere Kontaktstellen gleichzeitig an die nächste Nervenzelle übermittelt wird, was natürlich die Wahrscheinlichkeit erhöht, dass auch in dieser Nervenzelle ein Spannungspuls ausgelöst wird. Das ist so, als würde man die Skandalgeschichte gleichzeitig mehreren Nachbarn erzählen. Dann ist es viel wahrscheinlicher, dass die Geschichte unter den Nachbarn rundgeht.

! *Die langfristige Gedächtnisspeicherung braucht Wiederholungen.*

Die Entscheidung, welche Inhalte über längere Zeiten erinnert werden sollen, ist ein Auswahlprozess des Gehirns, der zum Ziel hat, wichtige Informationen möglichst lange zu speichern. Das Kriterium Wichtigkeit ist dabei durch die Häufigkeit bestimmt, mit der die Information immer wieder auftaucht. So macht es Sinn, die Bedeutung eines Verkehrsschildes, das man jeden Tag sieht, zu behalten, während man das Schild eines Bestattungsunternehmens, an dem man gerade zufällig vorbeifährt, nicht im Gedächtnis zu speichern braucht. Die Wiederholung von Information ist daher das Prinzip, mit dem wir Informationen dauerhaft oder zumindest lange Zeit im Gehirn speichern können, egal, ob wir Vokabeln einer Fremdsprache lernen, ein Stück auf einem Musikinstrument üben oder uns ein Bild von Michelangelo einprägen wollen.

Auf der Ebene der Nervenzellen ist es die Wiederholung der Folge von Spannungspulsen, die zunächst über die Verbesserung der Kontaktstellen in einer kreisförmigen Verschaltung von Nervenzellen[82] die Information kurzzeitig speichert. Wird die Folge von Spannungspulsen danach nicht mehr reaktiviert, werden mit der Zeit die verbesserten Kontaktstellen wieder in normale zurückgeführt und die Erinnerungsfähigkeit nimmt wieder ab. Kommt es jedoch zur weiteren Wiederholung der Folge von Spannungspulsen, dann wird die kreisförmige Verschaltung dauerhafter stabilisiert, indem neue Kontaktstellen zwischen den beteiligten Nervenzellen aufgebaut werden.

! *Das Gedächtnis ist in der Hirnrinde lokalisiert.*

Über die Funktionsweise des langfristigen Gedächtnisses wissen wir noch wenig. Es ist klar, dass die Hirnrinde daran entscheidend beteiligt ist, allerdings ist beim Erlernen von Bewegungen auch das Kleinhirn[31] unverzichtbar. Genaue Stellen, an denen eine Gedächtnisinformation in der Hirnrinde abgelegt ist, scheint es aber nicht zu geben. Vermutlich werden Gedächtnisinhalte in der Zusammenarbeit weit verteilt liegender Nervenzellen der Hirnrinde gespeichert. Wichtig sind in jedem Fall jedoch die an den Emotionen beteiligten Hirnteile,[89] unter denen besonders diejenigen von Bedeutung sind, die mit Belohnung zu tun haben.[113] Das merkt man selbst daran, dass wir nur schwer lernen, solange wir keine Lust dazu haben. Umgekehrt gilt, dass die beste Methode, die Sprache eines fremden Menschen zu erlernen, darin besteht, sich in diesen zu verlieben.

An den Kreisschaltungen von Nervenzellen zur Bildung eines kurzzeitigen Gedächtnisspeichers ist zum einen die Hirnrinde für die Sinnesinformation sowie die Umschaltstelle der Sinnesinformation[170] im Inneren des Gehirns beteiligt. Von besonderer Wichtigkeit ist aber ein Teil der Hirnrinde, der an der Unterseite des Großhirns in der Nähe des Hirnstamms liegt:[67] Wenn diese Hirnregion auf beiden Seiten zerstört ist, hat der Betroffene keine Übertragung in das langfristige Gedächtnis und kann sich Neues für höchstens wenige Minuten merken.

! *Erinnerung ist das Abrufen von Gedächtnisinhalten.*

Nach der dauerhaften Speicherung im Gedächtnis muss die Information auch wieder durch Erinnerung abgerufen werden können. Sonst erginge es einem so wie dem Mann, der sich alle Telefonnummern aufschreibt, das Telefonbüchlein dann aber einmauert. Dann hätte er zwar alle Informationen festgehalten, es würde ihm jedoch fürs Telefonieren nichts nutzen. Deshalb muss eine Abrufmöglichkeit der im Gehirn gespeicherten Informationen bestehen. Über diese wissen wir nur, dass dafür Bereiche der vorderen und seitlichen Teile der Hirnrinde sowie eines Hirnrindenteils in der Nähe des Hirnstamms wichtig sind.

Es ist nicht bekannt, ob das Unvermögen, sich zu erinnern, darin begründet ist, dass der Gedächtnisinhalt verloren gegangen ist oder dass er nicht mehr abgerufen werden kann. Die Erinnerungsfähigkeit alter Menschen an Details ihres Lebens, an die sie sich im mittleren Lebensalter nicht erinnern konnten, oder die schlechte Erinnerungsfähigkeit bei Müdigkeit oder Schlafmangel spricht bei Gedächtnislücken eher für Störungen des Abrufs. Auf jeden Fall ist klar, dass für das Erinnern Bereiche des Gehirns im Hirnstamm und in den für die Emotionen zuständigen Teilen des Großhirns wichtig sind.

Vergessen oder Nichterinnern ist eine wichtige und hoch entwickelte Funktion unseres Gehirns, die die Arbeitsfähigkeit des Gehirns verbessert, indem sie unwichtige Informationen beseitigt und unser Gedächtnis entlastet. So sollten wir eher dankbar dafür sein, dass uns der Name eines zweitrangigen Schauspielers oder des Autors eines Gehirnbuches nicht mehr einfällt, als uns darüber zu ärgern, wie schlecht unser Gedächtnis geworden ist.

! *Beim Lernen werden neue und komplexere kreisförmige Verschaltungen gebildet.*

Unter Lernen verstehen wir nicht nur die Fähigkeit, vorgegebene Informationen in unserem Gehirn zu speichern, sondern auch dessen Eigenschaft, Informationen miteinander zu verknüpfen. Wir nehmen mit unserem Hörsinn etwa einen Klingelton wahr und behalten in unserem Gedächtnis, dass es sich um eine Fahrradklingel (und nicht eine andere Klingel) handelt. Weiterhin weiß unser Gedächtnis, dass Fahrradklingeln an Fahrrädern sitzen. Mit der Verknüpfung der beiden Gedächtnisinhalte zu Lokalisation und Geräusch einer Fahrradklingel haben wir gelernt, dass das Ertönen einer Fahrradklingel ein Fahrrad ankündigt, und wir reagieren darauf, indem wir im Straßenverkehr stehen bleiben oder aufpassen, nicht überfahren zu werden. Im Gehirn werden dafür zwei Kreisschaltungen von Nervenzellen[82] über die Verbesserung oder Neubildung von Kontaktstellen so miteinander verbunden, dass die Aktivierung der einen Kreisschaltung auch die andere aktiviert. Auf diese Weise kommt es zu einer neuen Konstellation einer kreisförmigen Verschaltung von Nervenzellen, die eine neue Information beinhaltet. Diese neue Konstellation umfasst schon sehr viel mehr Nervenzellen als jede der beiden einzelnen Kreisschaltungen, sodass bei höheren Lernprozessen immer größere und räumlich weiter verteilte Verschaltungen von Nervenzellen entstehen. Das ist so wie bei einem Club von Briefmarkensammlern, die sich mit dem Club einer anderen Stadt treffen. Der Kontakt führt dazu, dass die Clubmitglieder nun nicht nur untereinander, sondern auch mit Sammlern aus der jeweils anderen Stadt Briefmarken tauschen können. Mit Ländertreffen und Briefmarkenmessen würde der Kreis der Tauschkandidaten noch einmal beträchtlich erweitert.

! *Für jedes Lernen gibt es im Leben besonders geeignete Phasen.*

Mit zunehmendem Lebensalter lässt die Fähigkeit des Gehirns nach, neue Kontaktstellen zwischen den Nervenzellen aufzubauen. Das macht das Lernen im Alter zuweilen schwieriger. Umgekehrt bildet die Anlage grundlegender Verbindungen der Nervenzellen im Gehirn in den ersten Lebensjahren die Voraussetzung dafür, dass überhaupt gelernt werden kann. Man kann also für Lernen auch zu jung sein. In manchen Lebensphasen lassen sich Dinge besonders gut, in anderen noch nicht oder nicht mehr lernen.

Die vom Lebensalter abhängigen Lernphasen können absoluter Natur sein, sodass man gewisse Sachen nur in dieser bestimmten Lebensphase lernen kann. So kann das Verbinden eines Auges für die Dauer von nur wenigen Wochen bei einem Baby zur Erblindung auf diesem Auge führen, weil in dieser Zeit und nur in dieser Zeit die Verbindungen der Nervenzellen für die Verarbeitung der Sehinformation im Gehirn angelegt werden und es dafür die

Reize der Sehinformationen benötigt. Aus demselben Grund ist es auch umgekehrt sinnlos, einem Baby die gesteuerte Blasenentleerung beibringen zu wollen, weil in diesem Lebensalter noch keine Verbindung von der Hirnrinde zu den die Harnblase kontrollierenden Nervenzellen des Rückenmarks besteht.

Vielfach sind die vom Lebensalter abhängigen Lernphasen jedoch relativ, und man lernt in einem Lebensalter lediglich besonders gut und leicht. So ist das Erlernen einer Fremdsprache während des gesamten Lebens und auch beim alten Menschen möglich, jedoch gelingt es am leichtesten und besten zwischen dem Kleinkindalter und der Pubertät. Bei einem Musikinstrument liegt die Spanne dagegen zwischen dem Schulkindalter und dem mittleren Lebensalter.

Die Höchstleistungen
Was wir über Denken, Bewusstsein und Sprache wissen

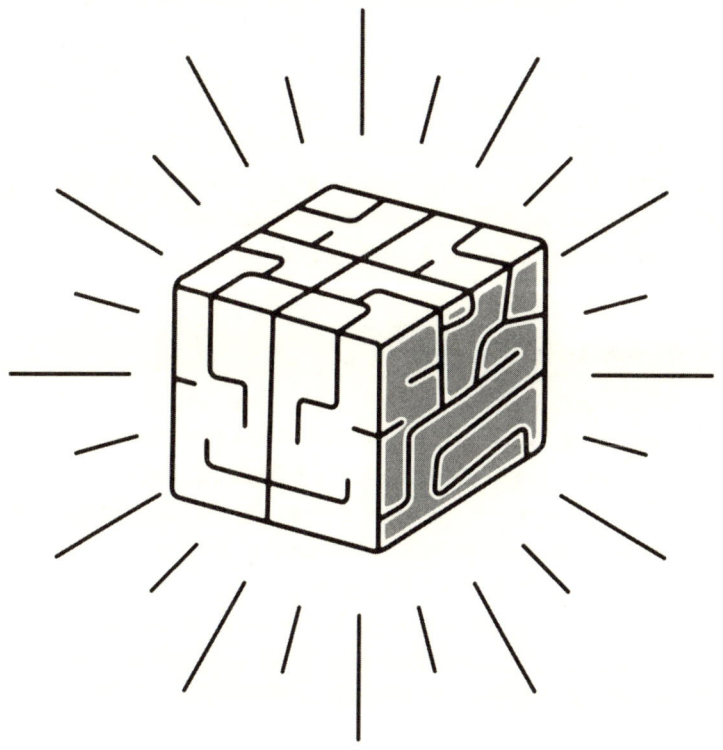

In einigen Fähigkeiten ist das menschliche Gehirn jedem tierischen Gehirn, aber auch jedem anderen informationsverarbeitenden System überlegen. Dazu zählen auch Leistungen, die bei keinem Tier vorkommen und geradezu einzigartig sind. Da es sich um die komplexesten und kompliziertesten Prozesse des Gehirns handelt, ist das Wissen der Hirnforschung in diesem Bereich noch sehr lückenhaft. In diesem Kapitel wird dargestellt, was wir bereits über diese höchstentwickelten Leistungen des menschlichen Gehirns wie Bewusstsein und Denken,[81] Sprache, Schlaf sowie Emotionen wissen.

Bewusstsein

Vieles läuft in unserem Gehirn ab, ohne dass es uns bewusst wird. So nehmen wir übliche Umgebungsgeräusche oder unsere Körperstellung normalerweise nicht wahr, sondern erst, wenn wir daran denken oder etwas Besonderes auftritt – etwa plötzliche Schmerzen in einem Körperteil. Von unserem Gehirn werden also viele Informationen verarbeitet, die nur, wenn die Information als wichtig eingestuft wird, zu einer höheren Ebene von Informationsverarbeitung führen, welche wir als Bewusstsein erleben.

! *Voraussetzung für Bewusstsein ist Gedächtnis.*

Eine Voraussetzung für Bewusstsein ist ein funktionierendes Gedächtnis – zumindest für die kurz zurückliegenden Dinge. So werden uns plötzlich auftretende Ereignisse nur dann bewusst, wenn sie höchstens ein paar Sekunden zurückliegen und wir uns noch daran erinnern. Bei einer

Einladung zum Essen etwa können wir die Frage des Gastgebers «Wein oder Bier?» nur dann bewusst entscheiden, wenn wir in unserem Gedächtnis behalten haben, wonach gefragt wurde.

! *Bewusstsein braucht eine mittlere Aktivität der Hirnrinde.*

Eine weitere Voraussetzung für Bewusstsein ist ein normaler Aktivitätszustand der Hirnrinde, denn globale und starke Veränderungen der Aktivität der Nervenzellen[110] – sowohl im Sinne eines Zuviel als auch eines Zuwenig – führen zum Verlust der Fähigkeit, Dinge bewusst wahrzunehmen. So bewirkt eine Narkose mit der Reduzierung der elektrischen Aktivität der Nervenzellen ebenso einen Bewusstseinsverlust wie die krankhafte Aktivität in der Hirnrinde bei einigen epileptischen Anfällen.

Das Aktivitätsniveau der Hirnrinde wird durch zwei gegeneinander arbeitende Systeme auf einem mittleren Wert gehalten. So gibt es im Hirnstamm eine Gruppe von Nervenzellen,[49] die Kontaktstellen zur Umschaltstation[170] im Inneren des Gehirns haben, an der die Informationen unserer Sinne letztmalig umgeschaltet werden, bevor sie die Hirnrinde erreichen. Diese Kontaktstellen[167] bewirken Stimulationen,[46] sodass die Nervenzellen der Hirnrinde ständig leicht vom Hirnstamm aktiviert werden. Denken Sie etwa an einen Rennwagen, dessen Motor schon vor dem Start aufgewärmt wird, damit er mit dem Startsignal Höchstleistung erbringen kann. Ein Ausfall der Stimulierung durch die Schädigung des Hirnstamms führt über den zu starken Abfall der Grundaktivität der Nervenzellen der Hirnrinde zu Bewusstseinsverlust.

Andererseits haben auch die Nervenzellen der Hirnrinde Kontaktstellen zur Umschaltstation der Sinnesinformation im Inneren des Gehirns, die aber genau entgegengesetzter, nämlich dämpfender Natur sind. Sie wirken einer Überaktivierung der Hirnrinde entgegen, die den weiteren Zufluss von Sinnesinformationen verhindern würde. Dieses System des Gleichgewichts zwischen Stimulierung und Dämpfung im Gehirn gleicht einem Zoo, in dem Tiere von den Besuchern gefüttert werden können. Die Besucher werden den Tieren ständig Futter geben, und die Wärter sorgen durch Verbote oder durch Entfernen von Futter dafür, dass die Tiere bei besonders starkem Besucherandrang nicht zu viel bekommen.

! Durch Begrenzung der Information im Gehirn entsteht Aufmerksamkeit.

Bei einem solchen mittleren Aktivitätszustand des Gehirns wird nun Sinnesinformation, etwa Sehinformation durch das Auge beim Lesen, zunächst in jenen Bereichen der Hirnrinde[149, 150] verarbeitet, die für die Sinne zuständig und schon mit der bewussten Wahrnehmung befasst sind, und danach an andere Hirnrindenbereiche vermittelt, die weitere große Abschnitte der gesamten Hirnrinde des Menschen umfassen können.

Auf diese Weise erhalten wir ständig Informationen über unsere verschiedenen Sinne, in bevorzugter Weise bewusst wird uns jeweils jedoch immer nur ein Sinn. So nehmen wir beim Lesen die Umgebungsgeräusche nicht mehr oder kaum noch wahr, und wenn wir uns durch ein verdächtiges Geräusch, wie Schritte im Rücken, auf das Hören konzentrieren, können wir in dieser Zeit nicht mehr bewusst lesen. Es ist also eine Entscheidung darüber notwendig, welche Sinnesinformation bewusst werden soll. Am wichtigsten für diesen Entscheidungsprozess scheint die Region der Hirnrinde vorne im Stirnbereich zu sein.[129] Diese Region bekommt noch vielfältige andere Informationen aus der gesamten Hirnrinde – etwa von den anderen Sinnen, dem Gedächtnis und dem Emotionssystem – und hat die stärksten Kontakte zur Umschaltstelle der Sinnesinformation im Inneren des Gehirns.[170] Bei einem Verarbeitungsergebnis in dieser Hirnrindenregion, das die Konzentration auf das eine Sinnessystem – beispielsweise die Sehinformation beim Lesen – nahelegt, werden von hier aus die Informationen der anderen Sinne an der Umschaltstelle im Inneren des Gehirns gedämpft, sodass die weitere Informationsverarbeitung der Hirnrinde sich primär mit dem Leseprozess beschäftigen kann. Dies dürfte der Grund dafür sein, warum wir aufmerksam und konzentriert sein können und – wie beim Lesen eines Buches über das Gehirn – kaum etwas anderes wahrnehmen und die Welt um uns herum vergessen.

! *Bewusstsein ist ein nicht lokalisierbarer Prozess des ganzen Gehirns.*

Mit diesen Prozessen, die Konzentration und Aufmerksamkeit ermöglichen, kann das Gehirn also unerwünschte Informationen ausblenden. Eine Erklärung aber, warum uns Information bewusst wird, ist das noch nicht. Obschon die Hirnforschung auf diese Frage keine klare Antwort hat, lässt sich zumindest sagen, dass Bewusstsein ein Prozess ist, der über mehr oder weniger spezialisierte Nervenzellen[110] und Regionen der Hirnrinde hinausgeht und eine Leistung des gesamten Gehirns darstellt. So führte die Unterbrechung der Hauptverbindung[25] zwischen linker und rechter Großhirnhemisphäre, wie sie einige Zeit zur Behandlung von Epilepsien vorgenommen wurde, zumindest vorübergehend zu Störungen des Bewusstseins. Es kam dabei zu zwei getrennten Bewusstseinsformen in den beiden Hirnhälften mit zum Teil gegensätzlichen

Handlungen. Ein Patient[159] etwa, der sich kurz nach dem Eingriff wieder ankleiden sollte, zog mit der rechten Hand die Hose hoch und mit der linken wieder herunter. Ein normales Bewusstsein benötigt demnach sowohl die linke als auch die rechte Hirnhälfte sowie deren Zusammenarbeit.

Untersuchungen an Patienten mit einer psychischen Erkrankung,[147] bei der eine krankhaft veränderte Form des Bewusstseins auftritt, legen darüber hinaus nahe, dass Bewusstsein über die gleichartige Aktivität von wechselnden Gruppen von Nervenzellen der gesamten Hirnrinde entsteht. Bei den Betroffenen ist nämlich während der Phasen, in denen die Bewusstseinsstörung vorherrscht, diese gleichartige Aktivität der Nervenzellen aufgehoben. Das Bewusstwerden lässt sich demnach mit den Gesängen und Rufen der Fans bei einem Fußballspiel vergleichen, die immer dann so laut werden, dass sie auch außerhalb des Stadions wahrzunehmen sind, wenn eine der Fangruppen gemeinsam ein Lied anstimmt oder in Schlachtrufe ausbricht, wohingegen nichts zu hören ist, solange jeder nur mit seinem Nachbarn das Spielgeschehen diskutiert.

! *Der freie Wille ist eigentlich kein Thema der Hirnforschung.*

Auch über den freien Willen kann die Hirnforschung keine abschließende Aussage machen. Das liegt zum einen daran, dass der freie Wille nur ein vom Menschen eingeführter Begriff ist, der im Laufe der Geschichte immer wieder verändert und neu bestimmt wird. So kennzeichnen wir heute damit die Selbstverantwortung des Menschen für seine bewussten Handlungen. Zum anderen sind die Ergebnisse der Hirnforschung immer auf das Gehirn und seine stofflich fassbaren Funktionen beschränkt.

Ob es darüber hinaus noch andere, Einfluss nehmende oder bestimmende Faktoren wie zum Beispiel die Seele des Menschen gibt, ist eine Glaubensfrage und liegt außerhalb des Erkenntnisbereiches der Hirnforschung.

Zur Auseinandersetzung um den Begriff des freien Willens kann die Hirnforschung jedoch insofern einen Beitrag leisten, als sie sagen kann, dass verschiedene und größere Teile der Hirnrinde in Entscheidungsprozesse einbezogen sind. Sofern es um Handlungen und Bewegungen geht, spielen bei bewussten Entscheidungen insbesondere die im vorderen[165] und hinteren seitlichen Teil[126] des Kopfes gelegenen Bereiche der Hirnrinde eine wichtige Rolle; bei Entscheidungsprozessen der bewussten Wahrnehmung sind es im Stirnbereich liegende Abschnitte der Hirnrinde.[129] Darüber hinaus dürften die Prozesse im Gehirn, die zu willentlichen Entscheidungen bei Handlungen führen, zunächst unbewusst ablaufen und uns erst Sekundenbruchteile bis wenige Sekunden nach Abschluss der Informationsverarbeitung bewusst werden. Das ist wie beim Kochen einer Sauce: Immer wieder würzt man und fügt Zutaten hinzu und weiß so immer mehr, was entsteht; wie die Sauce wirklich geworden ist, erfährt man jedoch erst in dem Moment, in dem man sie probiert.

Schlafen

Für die Hirnforschung ist Schlaf ein noch immer rätselhafter Zustand des Gehirns, über den man zwar viel geforscht hat, bei dem man jedoch immer wieder auf nicht eindeutige oder sogar paradoxe erscheinende Phänomene stößt und dessen Mechanismen im Gehirn weitgehend unverstanden sind. Auf jeden Fall aber ist Schlafen ein hochkomplexes Geschehen, das nicht ein einfaches Abschalten oder Dämpfen der Hirnaktivität, sondern eine

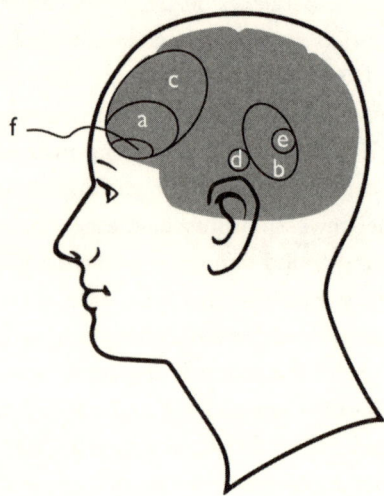

a Teil der Hirnrinde, der bei Entscheidungsprozessen der bewussten Wahrnehmung wichtig ist [129]

b Teil der Hirnrinde, der Aufgaben unter anderem bei räumlichen Aktivitäten, bewusstem Erkennen und Sprechen, Schreiben und Rechnen hat [121]

c Teil der Hinrinde, der Aufgaben unter anderem bei der Planung, Selbstkontrolle und gezielter Aufmerksamkeit hat [51]

d Teil der Hirnrinde, der das Verständnis von Sprache ermöglicht [181]

e Teil der Hirnrinde, der für das Verständnis gelesener Wörter notwendig ist [60]

f Teil der Hirnrinde, der an der Unterseite des Gehirns oberhalb der Augen liegt und der für die Wahrnehmung von Emotionen wichtig ist [117] andere und besondere Art von Gehirnaktivität und Bewusstsein ist.

! *Schlafen ist notwendig für das Gehirn.*

Schlafen ist eine Funktion, auf die unser Gehirn nicht verzichten kann. So schlafen wir auch nicht, um den Körper, sondern um das Gehirn zu erholen. Vermutlich ist der Schlaf ein Verfahren, das ständig lernende Gehirn wieder in einen Zustand zu bringen, der neues Lernen erlaubt. Schreibt man mit Kreide auf einer Tafel, so muss man diese gelegentlich putzen. Auf jeden Fall ist Schlaf unverzichtbar; kompletter Schlafentzug führt bei Tieren innerhalb weniger Tage zum Tod durch den Zusammenbruch der Regulation von Atmung und Blutkreislauf.

! *Schlafen ist eine Choreografie von Aktivitätsänderungen im Gehirn.*

Der Nachtschlaf setzt sich aus jeweils etwa neunzigminütigen Abschnitten zusammen, die sich im Laufe der Nacht mehrmals wiederholen. Jeder dieser Zeitabschnitte besteht aus einer Sequenz von nacheinander ablaufenden Hirnaktivitätszuständen. Dabei kommt es zunächst zu einer zunehmenden Gleichschaltung der Aktivität der Nervenzellen der Hirnrinde, die dann in der zweiten Hälfte des Abschnittes wieder abnimmt.[118] Das ist wie bei einer Gruppe von Wanderern, die beim gemeinsamen Gehen zunächst immer mehr in den Gleichschritt fallen. Später dann, wenn der Weg anstrengend wird, findet jedoch jeder wieder zu seinem eigenen Schritt zurück. Am Ende jedes dieser neunzigminütigen Schlafabschnitte steht schließlich eine deutlich andere Form der Hirnaktivität,[119] die trotz geschlossener Lider mit Phasen schneller Bewegungen der Augen und des Gesichtes einhergeht,[140] während die Muskelspannung im übrigen Körper herabgesetzt ist. Die Aktivität der Nervenzellen der Hirnrinde ist hierbei nicht von der im wachen Zustand zu unterscheiden, jedoch sind Schlafende in diesen Bewegungsphasen paradoxerweise besonders schwer zu wecken.

Im Laufe des Nachtschlafs verändern sich die Zeitabschnitte. Dabei nimmt die Tendenz zur Gleichschaltung der Nervenzellen der Hirnrinde immer mehr ab, und die paradoxen Phasen, die durch die schnellen Augenbewegungen gekennzeichnet sind, nehmen an Länge zu. Während diese Phasen am Anfang des Nachtschlafes nur fünf Minuten betragen, können sie gegen Morgen über zwanzig Minuten andauern. Die Veränderung der Schlafabschnitte im Laufe der Nacht erinnert ein wenig an die Aufgabe, alle fünf Minuten und mehrmals hintereinander dasselbe Bild abzumalen. Am Anfang braucht man dafür noch die volle Zeit, und das Bild gleicht sehr dem Original, doch mit jeder Wiederholung fällt das Resultat etwas flüchtiger und ungenauer aus. Dafür geht das Abmalen auch immer schneller vor sich, und am Ende der fünf Minuten bleibt zunehmend mehr Zeit, noch anderes zu malen.

Schlafmittel, die bei Schlafstörungen eingenommen werden (und auch Alkohol), verändern diesen komplexen Ablauf des Schlafes, indem sie die Sequenzen von Aktivitätszuständen im Gehirn stören. Damit verbunden geht auch die Erholungsfunktion des Schlafes für das Gehirn verloren; man hat dann zwar «durchgeschlafen», ist aber genauso unausgeschlafen wie nach einem viel kürzeren Nachtschlaf.

! *Die schlafsteuernden Strukturen des Gehirns sitzen nicht in
der Hirnrinde.*

Die genauen Strukturen des Gehirns und die Positionen
der Nervenzellen, die den Schlaf erzeugen, sind noch unbekannt. Man weiß jedoch, dass eine die Schlafphasen
steuernde Struktur im Inneren des Gehirns in der Nähe
des Hirnstammes sitzt[74] und dass sie über andere Strukturen des Gehirns die Aktivität der Nervenzellen der Hirnrinde und auch des Rückenmarks beeinflusst. So kommt
es in der Schlafphase, die durch die schnellen Augenbewegungen gekennzeichnet ist,[140] durch Nervenzellen des
Hirnstamms zur Unterdrückung der Aktivität von Nervenzellen im Rückenmark, welche für die Bewegung von
Muskeln zuständig sind.[97] Dadurch werden Reflexe erschwert, und die Muskelspannung im Körper nimmt ab.
Neben Nervenzellen des Hirnstamms sind daran jedoch
auch Bereiche des Großhirns beteiligt, darunter diejenige
der beiden Drüsen des Gehirns,[44] die in früheren Zeiten
als Sitz der Seele angesehen wurde.

! *Auch Träumen ist eine Funktion des Gehirns.*

Die Schlafphasen mit den schnellen Augenbewegungen
sind auch deshalb besonders faszinierend, weil in ihnen
am meisten geträumt wird. Während in den ersten Phasen
der Nacht die Träume mehr an die Erlebnisse des Tages
anknüpfen, werden sie gegen Morgen immer bizarrer und
realitätsferner. Beim Erwachen erinnert man sich jedoch
immer nur an den letzten Traum, sodass wir die realitätsnahen Träume eher seltener wahrnehmen.

In diesen Phasen ist die Aktivität in den Nervenzellen
der Umschaltstellen der Sinnesinformation im Inneren

des Gehirns[170] und auch in den Nervenzellen der Hirnrinde selbst erhöht. Hingegen ist die Aktivität der Nervenzellen, die im Rückenmark die Sinnesinformation übertragen,[152] gedämpft. Dadurch gelangt in diesen Schlafphasen weniger Information über unsere Sinne ins Gehirn, und die Sinnesinformation im Gehirn selbst kann ungestört davon verarbeitet werden, oder sie erzeugt, was uns als Traum bewusst werden könnte.

Schlaf hat eine enge Beziehung zum Gedächtnis, denn je ungestörter die Phasen des Nachtschlafs insgesamt sind, desto besser erinnert man sich an vorher Gelerntes. Das bedeutet zweierlei. Zum einen ist beim Lernen – also auch bei der Vorbereitung auf Prüfungen – Schlafen wichtig, um das Gelernte zu behalten. Und zum anderen lassen sich aus der Sicht der Hirnforschung Träume durchaus als eine Verarbeitung von Erlebtem und Gelerntem durch das Gehirn betrachten.

! *Außer dem regelmäßigen Schlaf erzeugt das Gehirn noch andere Rhythmen.*

Dass wir uns regelmäßig alle vierundzwanzig Stunden hinlegen, um zu schlafen, ist nur einer der Rhythmen, die durch unser Gehirn vorgegeben werden. So verändert sich auch die Körpertemperatur und erreicht ihren höchsten Wert am frühen Abend; die Aufmerksamkeit ist gegen drei und gegen vierzehn Uhr am geringsten und die Erinnerungsfähigkeit morgens am besten. Diese und andere Veränderungen[186] würden sich etwa alle fünfundzwanzig Stunden wiederholen, wenn sie nicht durch die Umwelt – besonders durch den Wechsel des Lichtes von Tag und Nacht – auf einen vierundzwanzigstündigen Rhythmus angepasst würden.

Verantwortlich für diese Rhythmen der Gehirnaktivität

ist primär ein im Inneren des Gehirns liegender Komplex von Nervenzellen.[114] Durch den regelmäßigen Wechsel von Zeiten, in denen die Nervenzellen von sich aus Spannungspulse[8] erzeugen, und Zeiten, in denen die Nervenzellen ohne Aktivität sind, werden in diesem Bereich die Tagesrhythmen und auch die Schlafrhythmen bewirkt. Über die Freisetzung von Substanzen sowie über Kontaktstellen zu Nervenzellen wird diese Rhythmik dann auch anderen Teilen des Gehirns vermittelt. Der Rhythmen erzeugende Teil des Gehirns[114] empfängt seinerseits über Kontaktstellen zu den Nervenzellen des Auges Informationen über die Helligkeit, sodass durch die Veränderung der Helligkeit bei Tag und Nacht der Rhythmus der Nervenzellen moduliert und auf den vierundzwanzigstündigen Ablauf eingestellt werden kann.

Denken

Unter Denken verstehen wir allgemein die Informationsverarbeitung im Gehirn, die im Vergleichen von hereinkommender, erzeugter oder aus dem Gedächtnis abgerufener Information besteht und auf Erkenntnis und Optimierung der Handlungen zielt. Dabei verwenden wir den Begriff Denken nur für Prozesse dieser Art, die uns bewusst werden. Schon die Definition macht klar, dass es sich hierbei um den vermutlich komplexesten Vorgang der Hirnaktivität handelt, den wir kennen. Entsprechend gering ist unser Wissen darüber.

! *Denken erfordert große Bereiche der Hirnrinde.*

Bereits bei einfachen Denkprozessen, wie etwa der Vorstellung eines Bildes, das im eigenen Wohnzimmer hängt, werden viele Regionen der Hirnrinde aktiv. Einige davon entsprechen denjenigen, die auch beim direkten Ansehen des Bildes aktiviert würden, und den Regionen der Hirnrinde, die zur Weiterverarbeitung der Sehinformation aus unseren Augen dienen.[136, 150] Es kommen jedoch andere Regionen der Hirnrinde hinzu, die keine direkte Aufgabe für die Aufnahme von Information ins Gehirn – etwa aus den Sinnesorganen – oder die Abgabe von Information aus dem Gehirn – etwa an die Muskeln – haben. Diese Regionen,[20] die beim menschlichen Gehirn eine besonders große Ausdehnung besitzen, sind für die Informationsverarbeitung innerhalb des Gehirns zuständig, und ihre Nervenzellen haben daher vorwiegend Verbindungen zu anderen Nervenzellen der Hirnrinde. Auch in einer Fabrik zur Herstellung von Holzstühlen sind zwar viele Arbeiter mit der Anlieferung und Annahme des Holzes oder der Verpackung und Auslieferung der Stühle befasst, die meisten werden jedoch die Aufgabe haben, miteinander aus dem Rohstoff Holz das Endprodukt Holzstuhl herzustellen.

Unter diesen verarbeitenden Hirnregionen[20] des Menschen sind uns besonders die jeweils etwa handgroßen Regionen der Hirnrinde bekannt, die im seitlichen Bereich hinter den und oberhalb der Ohren liegen[121] und sich im vorderen Bereich hinter der Stirn bis über den Haaransatz hinaus ausdehnen.[51] Die seitlich liegende Region der Hirnrinde ist dabei vor allem mit Denkprozessen befasst, die mit Seh-, Fühl- und Hörinformationen einhergehen, und scheint besonders für räumliche Fähigkeiten, bewusstes Erkennen von gesehenen Gegenständen bis hin zu Gesichtern sowie Sprechen, Schreiben und Rechnen verwendet zu werden. Die vorne im Gehirn liegende Region der Hirnrinde hat Verbindungen zum Gefühlssystem des menschlichen Gehirns und zu den Teilen des Gehirns, die sowohl für die Aufnahme von Information[153] als auch die

Abgabe von Information[100] zuständig sind. Die Aufgabe dieser verarbeitenden Hirnregion scheint für die Planung unseres Verhaltens, die Selbstkontrolle und für gezielte Aufmerksamkeit von großer Wichtigkeit zu sein.

! *Denkprozesse sind im Gehirn teilweise einseitig betont.*

Während für Funktionen wie die Steuerung der Bewegung des rechten oder linken Armes in beiden Hirnhälften jeweils etwa die gleichen Regionen und auch die gleiche Anzahl von Nervenzellen benutzt werden, sind einige Denkprozesse in bevorzugter Weise in einer der beiden Großhirnhälften angesiedelt.[87] So ist die Hirnrinde der rechten Hirnhälfte mehr für Mustererkennung, Musikhören und räumliche Probleme zuständig, während die der linken Hirnhälfte mehr in Sprache, Rechnen und logische Probleme involviert ist. Dabei handelt es sich in der Regel jedoch nur um relative Verschiebungen, sodass diese Funktionen niemals ausschließlich auf einer Seite stattfinden. Nehmen Sie zum Vergleich die Herstellung von Lebensmitteln, die für eine Region typisch sind, wie etwa die Schwarzwälderkirschtorte oder Schwäbische Maultaschen; ihre Produktion erfolgt zwar meistens, aber nicht ausschließlich in der Herkunftsregion.

Zudem sind für die vollständige Funktion dieser einseitig betonten Denkprozesse beide Hirnhälften notwendig, allerdings mit beträchtlichen Unterschieden bei den einzelnen Menschen. Das Hören von Musik etwa aktiviert gewöhnlich vor allem Nervenzellen in der rechten Hirnhälfte, doch zeigen professionelle Musiker hierbei einen viel stärkeren beidseitigen und weiter gestreuten Aktivitätsanstieg.

Sprache

Zu den Höchstleistungen des menschlichen Gehirns zählt auch die Sprache. Zwar können auch Tiere Sprache erwerben, Wünsche und Gefühle damit ausdrücken und über Zeichen und Lautäußerungen mit Menschen kommunizieren, doch ist diese Sprache selbst bei Menschenaffen auf höchstens wenige hundert Wörter begrenzt. Der Mensch hingegen verwendet viele zehntausend Wörter und hat mit ihnen große Kunstwerke, wie die Werke von Dante, Shakespeare und Goethe, geschaffen.

! *Sprache ist ebenfalls ein Denkprozess.*

Die beim Hören oder Lesen von Wörtern und Sätzen aufgenommene Information wird im Gehirn verarbeitet und wird uns bewusst. Grundsätzlich gleichen daher die Prozesse des Sprachverständnisses den Prozessen des Denkens und des Bewusstseins. Auf der einfachsten Ebene der Verarbeitung im Gehirn führt das Hören von Sprache zur Aktivierung von Nervenzellen der Hirnrinde, die auf Eigenschaften wie Höhen, Längen und Veränderungen von Lauten reagieren. Die Abfolge von verschiedenen Lauten beim Hören eines Wortes führt in der Hirnrinde dann zunächst noch zur Aktivierung spezifischer Nervenzellen, die nur durch ganz bestimmte Lautfolgen aktiviert werden. Bei komplexeren Aufgaben wie dem Verstehen von Wörtern, von Wort- und Satzkombinationen oder von in Wörtern und Sätzen mitschwingenden Gefühlsäußerungen erfolgt das eigentliche Sprachverständnis offensichtlich aber erst über die spezifische Kombination und gleichartige Aktivität von Gruppen von Nervenzellen, die so das Bewusstwerden des Sprachinhaltes ermöglichen. Wenn Sie auf einem Klavier jeweils nur eine Taste nacheinander anschlagen, können Sie auf diese Weise eine einstimmige Melodie wie bei einem Kinderlied spielen. Neue Klangmöglichkeiten entstehen indessen erst, wenn Sie mehrere Töne gleichzeitig anschlagen, und jetzt kann auch komplexe Musik, etwa eine mehrstimmige Fuge von Bach, gespielt werden.

! *Das Gehirn hat eigene Bereiche für die Sprache.*

Beim menschlichen Gehirn liegt die Region der Hirnrinde, die Sprachverständnis ermöglicht,[181] im seitlichen Teil des Gehirns knapp über dem hinteren Teil des Ohres. Daneben sind jedoch noch andere, benachbarte Bereiche der Hirnrinde und auch anderer Teile des Gehirns am Verstehen von Sprache beteiligt. Dies betrifft die Nervenzellen an der Umschaltstelle für die Sinnesinformationen im Inneren des Gehirn,[170] die Regionen der Hirnrinde, an die die Hörinformation von dieser Umschaltstelle aus vermittelt werden,[133, 149] und auch die weiter vorne in der Hirnrinde liegende Region, die für das Sprechen wichtig ist.[29]

Beim Lesen werden die vom Auge aufgenommenen Buchstaben und Wörter erst wie alle Sehinformation in den Regionen der Hirnrinde im Bereich des Hinterkopfes verarbeitet,[136, 150] bevor sie in eine Region der Hirnrinde vermittelt werden, die im Bereich des Hinterkopfes etwa einen Finger breit hinter und einen Finger breit über der Ohrmuschel liegt.[60] Das Verständnis des Gelesenen erfolgt dann hier und in dem Bereich der Hirnrinde, in dem sich auch das Verständnis des gesprochenen Wortes vollzieht.[181]

! *Sprache findet meistens in der linken Hirnhälfte statt.*

Sprache gehört mit zu den am stärksten auf eine Hirnhälfte fokussierten Hochleistungen des menschlichen Gehirns. So liegen die Nervenzellen, die an der Sprachverarbeitung beteiligt sind, bei den allermeisten Menschen in der linken Hirnhälfte, sodass bei deren Schädigung, etwa durch ausgedehnte Schlaganfälle, das Verständnis gesprochener Sprache, die Fähigkeit zu lesen und die Möglichkeit zu sprechen vollständig verloren gehen können.[15] Andererseits ist es möglich, nach einer Schädigung der linken Hirnhälfte auch mit der rechten Seite des Gehirns Sprache wieder zu erwerben oder neu zu erlernen, wobei dies umso besser gelingt, je jünger der Betroffene ist.

Trotz dieser starken Betonung der linken Seite gibt es auch bei der Sprache eine Reihe von Prozessen, die in der Hirnrinde der rechten Hirnhälfte verortet sind. So sind die Analyse und Erzeugung des Sprachrhythmus, der Betonung und der emotionalen Aspekte von Sprache eher rechts lokalisiert. Diese Hirnteile sind auch notwendig, um nicht mit einer völlig flachen, ausdruckslosen Stimme zu sprechen und die in sprachlichen Äußerungen oft mitschwingenden Gefühle des Sprechenden wahrzunehmen.

Emotion

Nichts an uns ist unserer Einschätzung nach menschlicher als unsere Gefühle. Was wir dabei als Gefühl wahrnehmen, ist das rein persönliche und individuelle Erleben von Emotionen. In der Hirnforschung werden vereinfachend meist nur die Emotionen Glück, Trauer, Furcht, Wut, Überraschung und Ekel unterschieden und untersucht.

! *Emotionen treten mit Körperreaktionen auf.*

Emotionen führen zu körperlichen Reaktionen, die vom Gehirn gesteuert werden. So führt eine furchterregende

Situation, wie ein plötzlich auf der eigenen Fahrbahn entgegenkommendes Auto, zu erhöhter Aufmerksamkeit, schnellem Herzschlag, Erweiterung der Pupillen, Schweißausbruch und kalten Händen. Solche körperlichen Reaktionen werden durch den Teil des Gehirns ausgelöst, der auch an der Rhythmenbildung im Gehirn und der Organsteuerung beteiligt ist.[74] Bei der Furcht bewirkt dieser Hirnbereich die Freisetzung eines Überträgerstoffs[5] aus einer Drüse des Körpers[106] und aktiviert Nervenzellen, die beide die Möglichkeit des Menschen zur Flucht erhöhen, indem sie die Blutversorgung der Muskeln – und damit die Muskelkraft – und die Reaktionsfähigkeit des Gehirns erhöhen.

Die Entstehung der Emotionen im Gehirn beinhaltet zwei Komponenten, die sich gegenseitig beeinflussen können. So kann zum einen die Wahrnehmung der Emotion im Gehirn zur Aktivierung jener Hirnteile führen, die für die Organsteuerung zuständig sind[176] und die dann die körperlichen Reaktionen auslösen. Zum anderen kann aber auch die Wahrnehmung der körperlichen Reaktionen erst die Emotion hervorrufen, sodass man erst Furcht empfindet, wenn man im Anschluss an eine gefährliche Situation sein rasendes Herz und seine schweißnassen Hände wahrnimmt. Die Entstehung von Emotionen hat also beide Möglichkeiten, die sich zudem gegenseitig beeinflussen und aufschaukeln können. Auch der Durst auf ein Bier entsteht entweder dadurch, dass man wirklich durstig ist oder weil man gerade ein Bier in die Hand gedrückt bekommen hat, und letztendlich lässt sich nicht unterscheiden, welche Komponente wichtiger war.

! Viele für Emotionen zuständige Hirnteile liegen in der Nähe des Hirnstamms.

Für die Emotionen sind Bereiche unseres Gehirns zuständig, die bei anderen Tieren noch für Riechvorgänge eingesetzt werden.[89] Dies dürfte der Grund dafür sein, dass Gerüche viel stärker mit Gefühlen verbunden sind als die Informationen anderer Sinnesorgane. So ist es uns vielfach möglich, Dinge wie einen Kalender oder ein Waschmittelpaket zu betrachten, ohne dass wir dabei Emotionen haben, während wir fast jeden Geruch in irgendeiner Weise gut oder nicht gut finden.

Die für die Emotionen zuständigen Bereiche des menschlichen Gehirns liegen zum größten Teil in der Nähe der Mitte des Kopfes. Wir unterscheiden zwei zentrale Hirnteile mit geradezu gegensätzlicher Funktion. Der eine Bereich stellt Komplexe von Nervenzellen im vorderen, unteren und inneren Teil des Gehirns dar.[12] Eine Aktivierung dieser Nervenzellen ruft beim Menschen negative Emotionen wie Angst hervor. Die Nervenzellen erhalten vom Gehirn verarbeitete Informationen der Sinnesorgane und haben Kontaktstellen zu Nervenzellen im Hirnstamm und dem in der Nähe gelegenen Bereich des Gehirns,[74] der über die Freisetzung von Substanzen und direkte Nervenzellkontakte Organfunktionen steuern kann und so die körperlichen Reaktionen auslöst. Der andere Bereich umfasst weiter ausgedehnte Komplexe von Nervenzellen im Inneren des Gehirns,[95] die stärker für positive Gefühle zuständig sind. Diese Nervenzellen werden beim Musikhören, Essen, aber auch beim Gewinn von Geld aktiviert, und ihnen kommt eine besondere, aber noch nicht völlig verstandene Rolle bei der Entstehung von Drogen- oder Alkoholsucht zu.

! *Die Wahrnehmung der Emotionen erfolgt in der Hirnrinde.*

Das Bewusstwerden von Emotionen ist wieder eine Funktion der Hirnrinde. Besonders wichtig sind hier Bereiche der Großhirnrinde, die sich an der Unterseite des Großhirns oberhalb der Augen befinden.[117] Hinzu kommen Hirnrindenanteile, die in Scheitelnähe an der Innenseite der beiden Großhirnhälften liegen.[61] Die Hirnrindenregion im Bereich über den Augen scheint dabei besonders wichtig zu sein. So führt ihre Zerstörung oder auch nur die Durchtrennung der zuführenden Nervenfortsätze,[23] wie sie eine Zeit lang zur Behandlung von psychischen Störungen und Schmerzzuständen durchgeführt wurde, zur Verminderung des Angsterlebens, aber auch zu anderen Störungen des Gefühlslebens.

Es gibt auch Hinweise darauf, dass das Mitfühlen mit anderen Menschen ebenfalls in der Hirnrinde lokalisiert ist. So hat man bei Tieren Nervenzellen in der Hirnrinde gefunden, die nicht nur aktiv waren, wenn die Tiere selbst etwas taten, sondern auch, wenn sie lediglich beobachteten, dass andere genau diese Handlung ausführten.[158]

Die Erkrankungen
Was bei Alzheimer, Epilepsie oder Schlaganfall passiert

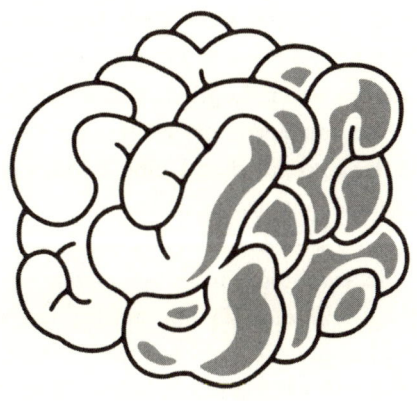

Erkrankungen des Gehirns sind häufig. Fast jeder Dritte in der Europäischen Union und auch in Deutschland leidet an einer Hirnerkrankung. Hirnerkrankungen sind oft auch schwerwiegend, auch weil sie Erleben und Handeln der Betroffenen beeinträchtigen und im Einzelfall sogar die Persönlichkeit zerstören können. Zudem sind Hirnerkrankungen für die Gesellschaft teuer. Pro Jahr werden dafür fast vierhundert Milliarden Euro ausgegeben, das sind annähernd die Hälfte aller Gesundheitsunkosten in der Europäischen Union – vom vielfachen Leid der Erkrankten einmal abgesehen.

Selbst wenn man seelische Erkrankungen wie Depression und Schizophrenie außer Acht lässt, von denen man zunehmend weiß, dass sie eine stofflich fassbare Ursache im Gehirn haben, sind es immer noch mehrere Millionen Erkrankte in Deutschland, die unter Hirnerkrankungen wie Alzheimer, Epilepsie, Schlaganfall, Parkinson und Multipler Sklerose leiden.

In diesem Kapitel soll kurz dargestellt werden, was wir über die häufigsten und wichtigsten Hirnerkrankungen wissen. Im Vordergrund soll dabei das Verständnis der Störung der Hirnfunktion stehen, während Diagnose und Therapie nur am Rande gestreift werden.

Alzheimer

Als die später nach ihm benannte Erkrankung von dem deutschen Arzt Alois Alzheimer 1906 der wissenschaftlichen Fachwelt vorgestellt wurde, war die Alzheimer-Erkrankung eine seltene Erkrankung. Zu Alzheimers Lebzeiten wurden auch nur weniger als ein Dutzend Fälle beschrieben. Heute hat sich diese Situation ins Gegenteil verkehrt: Aus einer unbedeutenden Rarität der Medizin ist die häufigste Erkrankung des Gehirns und die für unsere Gesellschaft gefährlichste Erkrankung entstanden. Allein in Deutschland gibt es etwa eine Million Alzheimer-Erkrankte, weltweit sind es fünfundzwanzig Millionen. Und die Zahl steigt: Jede Woche kommen in Deutschland achthundert Alzheimer-Erkrankungen hinzu, sodass sich die Zahl der Alzheimer-Erkrankten in Deutschland in den nächsten drei Jahrzehnten verdoppeln wird, weltweit sogar vervierfachen. Das wird nicht nur sehr viel Leid erzeugen, sondern auch enorme Probleme und Kosten für unsere Gesellschaft: Schon heute kostet uns die Alzheimer-Erkrankung allein in Deutschland etwa vierzig Milliarden Euro pro Jahr. In den nächsten drei Jahrzehnten wird mit einem Anstieg auf neunzig Milliarden Euro gerechnet – einer Summe, die etwa einem Drittel des aktuellen Bundeshaushaltes entspricht.

! *Der Verlauf der Alzheimer-Erkrankung ist fortschreitend.*

Die Alzheimer-Erkrankung beginnt mit Gedächtnisstörungen vor allem des erst vor Kurzem Gelernten, Schwierigkeiten bei der räumlichen Orientierung in eigentlich bekannter Umgebung und Störungen beim Finden von Wörtern.[15] In dieser ersten Phase kompensieren die Erkrankten ihre Ausfälle selbst, etwa durch Aufschreiben ihrer eigenen Adresse oder Zeichnungen von Lageplänen. Gewohnte Tätigkeiten und die Erinnerung an lange Zurückliegendes sind dagegen kaum beeinträchtigt.

In der zweiten Phase sind die Störungen so groß geworden, dass die Ausübung des Berufes oder die Führung des eigenen Haushalts nicht mehr möglich ist. Die Gedächtnisstörungen steigern sich zu großen Erinnerungslücken,[11]

Ängstlichkeit, Unruhe, Schlafstörungen und depressive Verstimmungen kommen hinzu. Beim Sprechen werden immer weniger verschiedene Wörter gebraucht, und es kommt zur ständigen Wiederholung immer derselben Wörter oder Sätze. Im Gegensatz zum Verfall der intellektuellen Leistungen[36] ist die Kleidung gepflegt, und Verhalten und Gefühlsäußerungen sind oft noch normal.

Das letzte Drittel der Erkrankung ist dann in der Regel durch vollständige Pflegebedürftigkeit bestimmt, da Sprache und Sprachverständnis ebenso wie die Kontrolle der Körperfunktionen verloren gegangen und die Erkrankten bettlägerig sind. Auch nahestehende Personen werden nicht mehr erkannt. Es kann zu starken Gefühlsreaktionen wie Wut und Traurigkeit kommen. In der letzten Phase ist eine Betreuung innerhalb der Familie in der Regel nicht mehr möglich, sondern eine professionelle ganztägige Pflege in stationären Einrichtungen geboten. Die Erkrankung endet dann nach durchschnittlich sieben bis zehn Jahren mit dem Tod.

Aber nicht jedes Vergessen ist ein Hinweis auf eine beginnende Alzheimer-Erkrankung. Vergessen ist eine wichtige und normale Funktion in unserem Gehirn, die im Laufe des Lebens verbessert wird. Das Gehirn tut gut daran, die unwichtigen Informationen auszublenden und den Speicher des Gehirns davon frei zu halten. Das Vergessen von unwichtigen Namen im Alter ist daher normal. Erst die besonderen Formen des Vergessens, die durch diagnostische Tests und Fragen der Ärzte festgestellt werden können, legen den Verdacht auf Alzheimer nahe.

! *Alzheimer führt zum Absterben von Nervenzellen.*

Das Gehirn der Alzheimer-Erkrankten wird im Laufe der Erkrankung immer kleiner, was vor allem auf einen Abbau der Großhirnrinde[35] zurückzuführen ist. Davon sind zunächst vor allem die seitlichen Teile der Hirnrinde betroffen, in denen unter anderem Sprachinformation verarbeitet wird und Lernleistungen ablaufen, was erklärt, warum es bei der Alzheimer-Erkrankung frühzeitig zu Störungen der Sprache und des Gedächtnisses kommt.

In der Hirnrinde verringert sich zunächst die Anzahl der Kontaktstellen zwischen den Nervenzellen, wodurch die Informationsverarbeitung im Gehirn immer mehr eingeschränkt wird, dann sterben die Nervenzellen[110] zunehmend auch selbst ab.

Bei fortschreitender Erkrankung kommt es dann auch zu degenerativen Prozessen in anderen Teilen der Hirnrinde und des Gehirns. Durch den Abbau werden die flüssigkeitsgefüllten Hohlräume[71, 91] im Inneren des Gehirns und die Furchungen der Hirnoberfläche immer größer. Der äußerliche Unterschied zwischen einem gesunden und einem erkrankten Gehirn ist dann mit dem zwischen einem reifen und einem vertrockneten Walnusskern vergleichbar.

! *Bei Alzheimer entstehen krankhafte Ablagerungen inner- und außerhalb der Nervenzelle.*

Ursache für das Absterben der Nervenzellen sind zwei Veränderungen, die für die Alzheimer-Erkrankung spezifisch sind. Zum einen bilden sich Bündel von kleinen Fasern[109] innerhalb der Nervenzellen, die Zusammenlagerungen eines eigentlich normalen Bestandteils der Nervenzelle selbst sind. Zum anderen kommt es außerhalb der Nervenzellen zu Ansammlungen und Ablagerungen von Bruchstücken eines Eiweißkörpers,[13] der in seiner ursprünglichen Form in der Wand der Nervenzelle[183] sitzt und bei der Kommunikation der Nervenzellen an den

Kontaktstellen[167] von Wichtigkeit ist. Über einen noch unbekannten Prozess bewirken diese beiden Veränderungen dann den Tod der Nervenzellen.

Die Ablagerungen finden sich darüber hinaus nicht nur zwischen Nervenzellen, sondern auch in der Wand von Blutgefäßen des Gehirns und können so die Durchblutung von Abschnitten des Gehirns verschlechtern, indem sie die Blutgefäße verengen – wie bei einem Gartenschlauch, auf den man sich mit dem Fuß stellt – oder das Blutgefäß zum Platzen bringen – wie bei einem Gartenschlauch, der durch die Sonne brüchig geworden ist.

! *Das Risiko für die Alzheimer-Erkrankung steigt mit dem Alter.*

Die Häufigkeit der Alzheimer-Erkrankung nimmt mit dem Lebensalter stark zu. Während weniger als 1% der Erkrankten jünger als fünfundsechzig Jahre alt ist, sind 6% der über Fünfundsiebzigjährigen und mehr als 35% der über Neunzigjährigen betroffen. Als Faustregel gilt, dass 1% aller Fünfundsechzigjährigen Alzheimer hat und dass sich der Prozentsatz pro weitere fünf Lebensjahre verdoppelt, sodass es bei den Siebzigjährigen 2%, bei den Fünfundsiebzigjährigen 4% sind usw.

Diese Altersabhängigkeit ist auch der Grund, warum es zu Lebzeiten Alois Alzheimers kaum Alzheimer-Erkrankungen gab. Die mittlere Lebenserwartung lag damals bei knapp über fünfzig Jahren, und auch die von Alois Alzheimer beschriebene Patientin war der extrem seltene Fall der Erkrankung einer Fünfzigjährigen. Inzwischen hat die mittlere Lebenserwartung jedoch achtzig Jahre erreicht, und es gibt keinen Hinweis darauf, dass damit ein Endpunkt erreicht ist: Seit mehr als einhundert Jahren steigt die Lebenserwartung in Deutschland pro Jahr um drei

Monate, und ein Ende dieser Entwicklung ist nicht in Sicht. Wir müssen uns daher darauf einstellen, älter zu werden und damit ein zunehmend hohes Risiko zu haben, an Alzheimer zu erkranken.

! *Man kann das Alzheimer-Risiko vermindern.*

Die Alzheimer-Erkrankung ist jedoch kein unabwendbares Schicksal. Es gibt Menschen, die auch im Alter von über einhundert Jahren noch keinerlei Symptome der Alzheimer-Erkrankung aufweisen, und nur weniger als 2 % der Fälle von Alzheimer werden direkt von den Eltern auf ihre Kinder vererbt. Auch Kinder von Alzheimer-Erkrankten haben ein gegenüber der normalen Bevölkerung nur vierfach erhöhtes Risiko, was beträchtlich ist, aber kein unabwendbares Schicksal bedeutet.

Außer dem Alter und der erblichen Veranlagung müssen daher Umweltfaktoren eine wichtige Rolle spielen, von denen wir allerdings erst wenige kennen. Es ist aber bekannt, dass eine gesunde, abwechslungsreiche Ernährung, viel Bewegung und Sport sowie soziale Kontakte vor Alzheimer schützen. Und man sollte sein Gehirn aktiv halten, was am ehesten erreicht wird durch das Vermeiden rein passiver Tätigkeiten – wie Fernsehen – und durch das Üben komplexer Tätigkeiten, die möglichst viele verschiedene Hirnfunktionen betreffen – wie ein Musikinstrument spielen oder tanzen.

! *Man kann Alzheimer behandeln.*

Auch nach Ausbruch der Erkrankung gibt es eine Reihe von Medikamenten, die – vor allem in einem frühen Stadium genommen – noch Nervenzellen[110] erhalten und so zu einer Verzögerung der Erkrankung um ein bis zwei

Jahre führen können. Es besteht zudem die Hoffnung, dass neue Medikamente, die sich zurzeit kurz vor dem Abschluss der Entwicklung befinden, diesen Zeitraum noch etwas weiter verlängern können. Dies wäre ein beträchtlicher Schritt, denn wenn man den Ausbruch der Alzheimer-Erkrankung um fünf Jahre verzögern könnte, würde es nur noch halb so viele Alzheimer-Erkrankte geben, weil viele alte Menschen an anderen, natürlichen Ursachen sterben würden, bevor sie an Alzheimer erkrankten.

Epilepsie

Mit Epilepsie bezeichnet man Erkrankungen des Gehirns, bei denen es zum wiederholten und häufigen Auftreten von epileptischen Anfällen kommt. Diese sind plötzlich auftretende und vorübergehende Ausfälle von einzelnen Funktionen des Gehirns, die durch Störungen der Informationsverarbeitung der Nervenzellen entstehen.

! *Epileptische Anfälle sind häufiger, als man vermutet.*

Unter Epilepsien leidet etwa 1% der Weltbevölkerung. Zudem haben etwa 10% aller Menschen einmal oder einige wenige Male in ihrem Leben einen epileptischen Anfall, ohne dass dies weitere Folgen hat oder als Krankheit anzusehen ist. Grundsätzlich reagiert nämlich das Gehirn jedes Menschen bei einer besonders extremen Belastung mit einem epileptischen Anfall: Hohes Fieber bei kleinen Kindern,[48] extremer Sauerstoffmangel, Hirnverletzungen oder auch einige Formen von Vergiftung, um nur einige Beispiele zu nennen, können auch bei Gesunden zu epileptischen Anfällen führen.

Bei der großen Häufigkeit der Epilepsien und der epileptischen Anfälle überrascht es, wie wenig die Erkrankung in der Öffentlichkeit bekannt ist. Dies liegt daran, dass die epileptischen Anfälle sehr kurz sind – manchmal nur Sekunden und höchstens einige Minuten dauern – und dass sich in der Zeit zwischen den Anfällen Erkrankte und Gesunde nicht voneinander unterscheiden. Es gibt daher viele Epilepsiekranke, die ein ganz normales Leben führen oder sogar besondere Leistungen vollbringen – wie Cäsar, Molière oder Dostojewskij, um nur ein paar Namen berühmter Epilepsiekranker zu nennen.

Hinzu kommt, dass die epileptischen Anfälle sehr verschieden sein können und manchmal gar nicht als solche erkannt werden. Neben dem bekanntesten Anfallstyp, bei dem der Betroffene das Bewusstsein verliert, zu Boden stürzt, die Muskulatur zunächst versteift und dann rhythmische Zuckungen der Gliedmaßen auftreten,[58] gibt es epileptische Anfälle, die nur aus sekundenlangen Pausen bestehen[1] und wie das kurze Anhalten eines Films erscheinen. Und es gibt Anfälle, bei denen die Erkrankten eine Art Bewusstseinsveränderung erleiden,[137] mit der sie sich aber zum Teil noch durchaus adäquat verhalten und etwa im Straßenverkehr bewegen können.

! *Bei der Epilepsie entsteht in Nervenzellen krankhafte Aktivität.*

Die Ursache der Epilepsie ist eine Störung der Informationsverarbeitung in Nervenzellen. Während es normalerweise in den Nervenzellen durch die Information, die durch andere Nervenzellen übertragen wird, zur Ausbildung kurzer Spannungspulse[8] kommt, entstehen in den von der Krankheit betroffenen Nervenzellen andere und sehr viel länger andauernde, krankhafte Spannungsveränderungen.[122] Sie dauern etwa fünfzigmal so lange wie die normalen Spannungspulse, enthalten jeweils am Anfang auch mehrere kurze Spannungspulse und lassen die Nervenzelle danach in einem Zustand zurück, in dem keine Spannungspulse ausgelöst werden können. Das ist wie bei einem Menschen, der, anstatt normal zu sprechen, kurze Zeit mit voller Kraft brüllt und danach erst einmal wieder Kraft schöpfen muss. Diese krankhaften Spannungsveränderungen der Nervenzelle sind die elementaren und ursächlichen Prozesse der Epilepsie und der epileptischen Anfälle.

! *Die von der Epilepsie betroffenen Nervenzellen sind normalerweise isoliert.*

Nun funktionieren auch im Gehirn eines Epilepsiekranken die allermeisten Nervenzellen völlig normal, und nur wenige sind in der Art krank, dass sie statt der gewöhnlichen Spannungspulse die krankhaften Spannungsveränderungen erzeugen. Das Gehirn versucht diese kranken Nervenzellen in den Griff zu bekommen, indem es die mit ihnen in Kontakt stehenden Nervenzellen so herunterregelt,[175] dass diese nur noch sehr schwer Spannungspulse erzeugen können. Dazu werden an den Kontaktstellen vor allem Verminderungen der Anzahl der geladenen Teilchen im Inneren der Nervenzelle vermittelt.[73, 76] Die krankhafte Aktivität der von der Epilepsie betroffenen Nervenzellen soll damit isoliert und eine Ausbreitung verhindert werden. Dieses Vorgehen des Gehirns gleicht dem, was wir bei der Entdeckung eines Erkrankten mit einer schweren ansteckenden Krankheit tun: Die Personen, mit denen der Kranke die meisten Kontakte hatte, werden erst einmal in Quarantäne gesteckt und erhalten vorbeugend Medikamente, um die Ausbreitung der Erkrankung zu verhindern.

! *Beim epileptischen Anfall werden andere Nervenzellen zu krankhafter Aktivität gebracht.*

In einigen, oft nicht vorhersagbaren Situationen erweist sich diese Isolierung der kranken Nervenzellen aber als nicht ausreichend, da die krankhafte Aktivität der betroffenen Nervenzellen zu intensiv ist oder die Isolierungsmechanismen der umgebenden Nervenzellen zu schwach sind. Das ist wie bei einem Gefängnis, aus dem die Inhaftierten ausbrechen können, wenn sie besonders stark und einfallsreich sind oder wenn die Wärter einmal nicht aufpassen. Im Gehirn bewirkt die Überwindung der Isolierung durch die krankhaften Spannungsveränderungen[122] an den Kontaktstellen zu den anderen Nervenzellen eine massive Freisetzung von Überträgerstoff.[112] Diese löst in den kontaktierten Nervenzellen eine massive Reaktion aus, die in der krankhaften Spannungsveränderung oder auch einer Serie von maximal möglichen Spannungspulsen bestehen kann. Dadurch kommt es zur weiteren massiven Freisetzung von Überträgerstoff nun auch durch diese Nervenzellen. Es wird also eine Kettenreaktion ausgelöst, die immer mehr Nervenzellen involviert. Auf diese Weise entwickelt sich ein epileptischer Anfall. Man kann dies mit der Entstehung einer Lawine vergleichen, bei der ein kleiner Schneeball immer mehr Schnee mit sich reißt, immer größer wird und schließlich zu einer Lawine anwächst.

Für die Informationsverarbeitung im Gehirn ist ein epileptischer Anfall fatal. Zum einen wird in den Nervenzellen, die vom epileptischen Anfall betroffen sind, die normale Informationsverarbeitung mit Hilfe der Spannungspulse ausgelöscht und durch ein sinnloses, informationsleeres Muster aus Serien von Spannungspulsen oder krankhaften Spannungsveränderungen ersetzt. Das ist der Grund, warum beim epileptischen Anfall Funktionen des Gehirns ausfallen. Der Vorgang gleicht einem Klavierspieler, der, statt die Noten eines Musikstücks zu spielen, alle paar Sekunden die Hände unkoordiniert auf dieselben Tasten fallen lässt.

Zum anderen sind die Leitungsgeschwindigkeiten im Gehirn so hoch und die krankhaften Spannungsveränderungen so lang, dass alle am epileptischen Anfall beteiligten Nervenzellen nahezu zur gleichen Zeit dasselbe Muster von Aktivität und Pausen machen.[169] Das ist der Grund, warum es bei epileptischen Anfällen zu rhythmischen Zuckungen der Arme und Beine kommen kann, da alle Nervenzellen, die die Muskeln steuern,[97] jeweils gleichzeitig die Information der Muskelanspannung oder eben der Muskelentspannung geben. Ziehen wir zum Vergleich noch einmal das Fußballstadion heran: Dort wird ein kurzes Anfeuerungssignal von einem einzelnen Fan keine Reaktion bei den anderen Fans auslösen, weil es bereits vorbei ist, bevor sie darauf reagieren können. Das Anstimmen eines Liedes hingegen kann zur Beteiligung von immer mehr Fans führen, bis statt der üblichen Kommentare und Gespräche der Fans untereinander der ganze Block nur noch dieses eine Lied singt.

! Die Epilepsie beruht auf einer Störung von Körperchen in der Wand der Nervenzellen.

In der kranken Nervenzelle selbst beruht die Entstehung der krankhaften Spannungsveränderungen auf einer zu starken Zunahme der Anzahl der geladenen Calciumteilchen. Bedingt ist dies durch eine Störung der Körperchen,[78] die in der Wand[183] der Nervenzelle sitzen und zu viele Calciumteilchen aus der Umgebung der Nervenzelle ins Innere einströmen lassen oder zu viele Calciumteilchen aus Speichern im Innern der Nervenzelle freisetzen.

Diese Körperchen sind auch für die Erblichkeit einiger Formen von Epilepsien verantwortlich. Insgesamt gesehen ist die Erblichkeit von Epilepsien zwar nur gering. Selbst bei der Erkrankung beider Eltern liegt das Risiko der Kinder, ebenfalls zu erkranken, durchschnittlich bei lediglich 4%. Doch gibt es auch Epilepsieformen, bei denen die Erkrankung mit sehr hoher Wahrscheinlichkeit auf die Kinder vererbt wird. Bei ihnen hat man gefunden, dass es sich in praktisch allen Fällen um Störungen der Erbinformation für solche Körperchen handelt, die in der Wand der Nervenzelle sitzen und geladene Teilchen passieren lassen.

! *Die Behandlung der Epilepsie setzt an den Körperchen an.*

Viele der Medikamente, die bei Epilepsie verordnet werden, beeinflussen die verschiedenen Körperchen,[78] die die Anzahl der geladenen Teilchen im Inneren der Nervenzelle regeln. Andere Medikamente setzen an den Körperchen der Kontaktstellen zwischen den Nervenzellen[173] an und erschweren auf diese Weise die Entstehung von Spannungspulsen.

Nach wie vor ist die Behandlung der Epilepsie aber ein großes Problem. Mehr als 20% aller Epilepsiekranken sprechen nicht auf Dauer oder nur sehr unzureichend auf die vorhandenen Medikamente an. Bei vielen anderen wird die Unterdrückung der Anfälle zudem durch Nebenwirkungen wie Müdigkeit, Verlangsamung des Denkens und Konzentrationsschwäche erkauft, die dadurch entstehen, dass über die Erschwerung der Entstehung von Spannungspulsen auch die normale Informationsverarbeitung erschwert wird. Das ist so wie bei einem Mittel gegen Unkraut, mit dem man eine Pflanze im Garten schützen will, das aber nicht nur das Unkraut schlechter wachsen lässt, sondern auch die Pflanze selbst.

In einigen Fällen lässt sich die Epilepsie auch heilen, indem man in einer Operation den kleinen Teil des Gehirns mit den Nervenzellen entfernt, von dem die epileptischen Anfälle ausgehen.

Schlaganfall

In Deutschland leiden etwa achthunderttausend Menschen an den Folgen eines Schlaganfalls.[16] Jedes Jahr kommt es zu etwa hundertfünfzigtausend neuen Schlaganfällen; etwa ein Fünftel der Betroffenen verstirbt in den ersten darauffolgenden Wochen, und ein Drittel bleibt dauerhaft pflegebedürftig. Schlaganfälle gehören zu den häufigsten Todesursachen in Deutschland und sind vermutlich die Gehirnerkrankung, welche die meisten Gesundheitskosten verursacht. Männer und Frauen sind etwa gleich häufig betroffen, wobei das Erkrankungsalter bei Männern durchschnittlich bei siebzig und bei Frauen bei fünfundsiebzig Jahren liegt. Aufgrund der zunehmenden Lebenserwartung wird mit einer Zunahme der Schlaganfälle in den nächsten Jahren gerechnet.

! *Beim Schlaganfall führt der Ausfall der Blutversorgung zum Absterben von Nervenzellen.*

Der Schlaganfall ist ein plötzlich auftretender und dauerhafter oder lang andauernder Ausfall von Gehirnfunktionen, der durch eine Störung der Blutversorgung bedingt ist. Die Rolle der Blutversorgung besteht darin, Stoffe zur Ernährung der Nervenzellen aus den anderen Organen des menschlichen Körpers heranzuschaffen. Besonders wichtig sind hierbei ein spezieller Zucker[56] aus den Verdauungsorganen des Körpers und der Sauerstoff der Atemluft aus der Lunge. Beide Stoffe zusammen liefern die Energie für das Gehirn und werden benötigt, um die Funktion der Nervenzellen[110] aufrechtzuerhalten.

Ein Mangel an energieliefernden Stoffen durch eine vollständige Unterbrechung der Blutversorgung führt nach zehn Sekunden zur Bewusstlosigkeit, weil die Nervenzellen dann nicht mehr genügend Energie für die Pumpen[105] aufbringen, die nach den Spannungspulsen die Verteilung der geladenen Teilchen im Ruhezustand[145] wiederherstellen. Es können dann in den Nervenzellen keine Spannungspulse mehr erzeugt werden, und die Informationsverarbeitung im Gehirn bricht zusammen.

Nach einer bis wenigen Minuten bewirkt der Mangel an Energie dann bereits, dass erste Nervenzellen durch die zunehmende Fehlverteilung der geladenen Teilchen so geschädigt werden, dass sie absterben. Denken Sie an einen Rasen, der keinen Regen mehr abbekommt. Er wird zunächst sein Wachstum einstellen und, wenn er längere Zeit ohne Feuchtigkeit bleibt, schließlich vertrocknen.

! *Die Blutversorgung der Nervenzellen hat keine Reserve.*

Die Blutversorgung des Gehirns erfolgt durch vier große Blutgefäße[68] aus dem Körper, die an den Seiten des Halses und im Bereich der Halswirbelsäule liegen und das Blut zur Ernährung des Gehirns herantransportieren. Diese vier Blutgefäße fließen auf der Unterseite des Gehirns zusammen. Von dort gehen Blutgefäße ab, die sich immer stärker verzweigen, kleiner und dünner werden und die unterschiedlichen Teile des Gehirns mit Blut versorgen. Das Ganze lässt sich mit dem Wasserleitungssystem einer Stadt vergleichen, bei dem sich die aus mehreren Quellen gespeiste Hauptwasserleitung immer mehr aufteilt und verzweigt, bis die Endleitungen jeweils nur noch eine oder einige wenige Wohnungen mit Wasser versorgen.

Wie im Wasserleitungssystem einer Stadt erfolgt auch im Gehirn die Versorgung meistenteils durch ein einziges Blutgefäß. So wie bei Verschluss der zuleitenden Wasserleitung eine Wohnung kein Wasser mehr bekommt, verfügt auch das Gehirn über keine Reserve oder kein Ersatzsystem, was zur Folge hat, dass der Ausfall eines Blutgefäßes in der Regel zu einem vollständigen Zusammenbruch der Energieversorgung in diesem Teil des Gehirns führt.

! *Beim Schlaganfall haben randständige Nervenzellen bessere Überlebenschancen.*

Wenn die Unterbrechung der Blutversorgung einige Minuten andauert, gehen die Nervenzellen in dem Versorgungsgebiet des Blutgefäßes zugrunde. Die Nervenzellen am Rand des nicht mehr versorgten Teils können jedoch länger überleben; denn sie stoßen an Teile des Gehirns, die eine normale Blutversorgung haben, sodass ohne den Transport über die Blutgefäße die energieliefernden Stoffe aus diesen normal versorgten Gebieten in das Mangelgebiet gelangen können. Im Bild der von der Wasserversorgung abgeschnittenen Wohnung entspräche dieser Mechanismus den Nachbarn, die helfen und Wasser in Eimern und Schüsseln zur Verfügung stellen, damit zumindest Kochen und Waschen noch möglich ist.

Ziel der Therapie ist es, das Absterben der Nervenzellen zu verhindern oder wenigstens den zentralen Bereich, in dem die Nervenzellen absterben, möglichst klein zu halten. Dazu muss die Therapie so schnell wie möglich eingeleitet werden, um noch möglichst viele Nervenzellen im lebenden Zustand vorzufinden. Die Therapie besteht zudem in der Sicherung und Optimierung der Körperfunktionen, um weitere Schäden zu vermeiden, die durch Störungen der Kontrolle der Organfunktionen durch das Gehirn auftreten könnten. Störungen der Lungenfunktion etwa würden den Gehalt an Sauerstoff im gesamten Blut verringern und so die Versorgung der randständigen Nervenzellen durch Teile des Gehirns mit normaler Blutversorgung weiter verschlechtern. Ein genereller Wassermangel im Haus würde auch die Bereitschaft und die Möglichkeiten der Nachbarn vermindern, der von der Wasserversorgung abgeschnittenen Wohnung von ihrem Wasser abzugeben.

! *Der Schaden beim Schlaganfall ist abhängig vom Blutgefäß und vom Ort.*

Der Schaden durch den Schlaganfall ist desto umfangreicher und ausgedehnter, je größer das ausgefallene Blutgefäß ist. Darüber hinaus ist auch der Ort des Ausfalls der Blutversorgung im Gehirn wichtig. So gibt es Bereiche im Gehirn, deren Funktionsausfall für den Betroffenen nur geringfügige wahrnehmbare Auswirkungen hat, während an anderen Stellen auch der Ausfall kleinerer Blutgefäße wichtige Teile des Gehirns schädigt und zu schweren Folgen wie Ausfall der Sprache oder Lähmung einer ganzen Körperseite führen kann. Im Beispiel mit der Wasserversorgung ist es auch wichtig, was für ein Typ von Haus betroffen ist. So würde unterschiedlich wahrgenommen, ob ein kaum genutztes Wochenendhaus kein Wasser mehr bekommt oder das städtische Schwimmbad.

Die Schäden, die durch den Ausfall der Blutversorgung entstehen, sind daher vielfältig. Es kann Blindheit auf einem Auge auftreten, es kann zu anderen Sehstörungen wie blinden Flecken im Sehfeld, Lähmungen einzelner Körperteile oder auch einer ganzen Seite,[66] zu Schwindel,

Sprechschwierigkeiten oder Sprachveränderungen und Taubheitsgefühlen kommen. Manchmal sind auch lebenswichtige Zentren des Gehirns betroffen, oder die Schäden sind insgesamt so groß, dass der Schlaganfall sofort zum Tod führt. Auf jeden Fall ist die Feststellung des plötzlichen Ausfalls von Hirnfunktionen die wichtigste Erkenntnis in der Diagnostik. Ergänzt wird sie durch bildgebende apparative Methoden, mit denen sich die nicht mehr versorgten Hirnteile direkt ausmachen lassen.

! *Der Schlaganfall entsteht meistens durch das Verstopfen eines Blutgefäßes.*

Die Ursache für den Ausfall der Blutversorgung eines Teils des Gehirns liegt in 80 % der Fälle in der Verstopfung eines Blutgefäßes.[69] Meistens handelt es sich dabei um einen Pfropfen aus Blutbestandteilen,[43] der außerhalb des Gehirns an einer anderen Stelle im Körper entstanden ist, mit dem Blut ins Gehirn gespült wird und hier in die immer kleiner und enger werdenden Blutgefäße geschwemmt wird, bis er schließlich nicht mehr durch das Blutgefäß passt, stecken bleibt und es damit verschließt. Das ist wie bei einem Lastwagen, mit dem man in eine südeuropäische Kleinstadt fährt. Je weiter man kommt, desto enger wird es, bis dann schließlich eine kleine Gasse zu eng wird, man nicht mehr vorwärtskommt und den ganzen Verkehr blockiert.

Weitere Ursachen für den Ausfall der Blutversorgung sind krankhafte Verengungen der Blutgefäße selbst,[19] die im Laufe der Zeit immer mehr zunehmen können und so wie bei einer verkalkenden Wasserleitung die Blutversorgung immer schwächer werden lassen. Blutgefäße können auch platzen; dann gelangt das Blut nicht mehr zu den Nervenzellen, und die Blutversorgung des Hirnteils bricht ebenfalls zusammen. Erschwerend kommt hinzu, dass in diesem Fall noch Blut aus dem Blutgefäß in das Gehirn fließt und durch den ausgeübten Druck auf die Nervenzellen weitere Schäden bewirkt. Dies ähnelt dem Platzen einer Wasserleitung, das zusätzlich zum Ausfall der Wasserversorgung im Haus auch Schäden durch das in das Mauerwerk oder das Haus selbst fließende Wasser anrichtet. Diese zusätzliche Schädigung ist auch der Grund, warum die Hirnblutungen, die knapp 15 % der Schlaganfälle ausmachen, sehr häufig tödlich sind.

Parkinson-Krankheit

In Deutschland gibt es etwa dreihunderttausend Parkinson-Kranke, darunter etwas mehr Männer als Frauen. Geografische Häufungen treten nicht auf. Die meisten Erkrankungen beginnen zwischen dem vierzigsten und sechzigsten Lebensjahr; allerdings sind knapp 10 % der Erkrankten jünger als vierzig Jahre.

! *Die Parkinson-Krankheit führt zu Störungen der Bewegung.*

Parkinson-Kranke leiden unter einem Zittern[174] vor allem der Arme, unter einer erhöhten Muskelspannung[144] und schließlich unter Schwierigkeiten, sich willentlich zu bewegen.[6] Letzteres äußert sich darin, dass die Erkrankten sich nur mit Mühe in Bewegung setzen oder ihre Bewegung anhalten können, dass ihre Haltung leicht gebückt ist und dass das Gesicht starr erscheint und die Sprache leise und monoton ist.

Die Parkinson-Krankheit beruht vor allem auf dem Untergang von Nervenzellen in einem kaum fingernagelgroßen Gebiet im Inneren des Gehirns ungefähr in Höhe der Oberkante der Ohrmuschel.[162] Die dort ansässigen

Nervenzellen verwenden einen besonderen Überträgerstoff [39, 112] und spielen zusammen mit benachbarten Gebieten im Inneren des Großhirns,[26] mit denen sie verschaltet sind, eine wichtige Rolle bei der Bewegungssteuerung. Durch den Untergang der Nervenzellen und den Ausfall des besonderen Überträgerstoffes wird das Gleichgewicht mit anderen Überträgerstoffen gestört, und die Balance von aktivierenden und bremsenden Nervenzellen im System der Bewegungssteuerung geht verloren. Es kommt dann in einigen Bereichen dieses Systems zu krankhaft vermehrter Aktivität der Nervenzellen, in anderen wiederum ist die Aktivität zu gering. Der Ausfall der Nervenzellen gleicht einer Situation, in der in Deutschland auf einmal keine Orangen mehr zu bekommen wären. Einigen Firmen, die Saft herstellen, würde das Probleme bereiten, andere hingegen, wie die Äpfellieferanten, hätten einen Nutzen davon, weil die Kunden angesichts des Orangenmangels vermehrt auf andere Säfte zurückgreifen würden. Auf jeden Fall wäre das ganze System gestört – und die Kunden hätten Nachteile.

Die durch den Mangel des Überträgerstoffs bewirkte Veränderung des Gleichgewichtes im System der Bewegungssteuerung führt nun zu einer Zunahme der Hemmung[76] auf jene Nervenzellen, die für die Steuerung der Muskeln[97] verantwortlich sind. Infolgedessen können weniger Spannungspulse[8] von der Hirnrinde[35] zu den Muskeln gelangen, sodass die Aktivierung der Muskeln geringer und schwieriger wird. Dadurch ergibt sich bei der Parkinson-Erkrankung das Problem, Bewegungen zu beginnen. Umgekehrt führen zu aktive Anteile des Systems der Bewegungssteuerung zu einem Überschuss an Spannungspulsen, die an die Muskeln geleitet werden, mit der Folge, dass eine zu starke Muskelspannung entsteht.

! Von der Parkinson-Erkrankung sind auch andere Funktionen des Gehirns betroffen.

Die Störungen bei der Parkinson-Erkrankung sind individuell unterschiedlich stark ausgeprägt. Häufig treten auch noch der Ausfluss von Speichel aus dem Mund auf, der durch vermindertes Schlucken entsteht, sowie depressive Verstimmungen, die durch einen Mangel des besonderen Überträgerstoffes[39] auch in jenen Teilen des Gehirns bedingt sind, die Emotionen verarbeiten. Schwierigkeiten beim Sprechen und die Starrheit des Gesichts führen dazu, dass man den Erkrankten auch einen intellektuellen Verfall[36] unterstellt. Dies ist jedoch nicht der Fall. Erst durch Nervenzellenuntergänge in anderen Bereichen des Gehirns kommt es in späten Krankheitsstadien manchmal zum intellektuellen Abbau und gefühlsmäßiger Verarmung. Das Voranschreiten der Erkrankung würde unbehandelt schließlich zur Bettlägerigkeit mit vollständiger Unbeweglichkeit führen.

! Erbliche Faktoren sind bei der Parkinson-Erkrankung wichtig.

Die Ursachen der Parkinson-Krankheit sind nach wie vor unklar, und es ist nicht bekannt, warum der Untergang von Nervenzellen relativ spezifisch auf eine kleine Hirnregion beschränkt ist. Diskutiert werden Verletzungen, wie sie beim Boxer Muhammad Ali zur Parkinson-Erkrankung geführt haben könnten, Entzündungen, Durchblutungsstörungen und die Aufnahme von Substanzen mit der Ernährung, die besonders diese Nervenzellen schädigen.[111] Am bekanntesten ist eine Substanz, die von Süchtigen als Ersatz für Heroin eingenommen wurde und in einem hohen Prozentsatz zu Parkinson-Erkrankungen führte. Unstrittig ist jedoch, dass genetische Faktoren eine wichtige Rolle spielen. Zwar sind lediglich 2 % der Parkinson-Erkrankungen direkt erblich, aber das Risiko zu erkranken wird in der Mehrzahl der Fälle vermutlich durch das Zusammenwirken verschiedener Teile der Erbinformation bestimmt.

! *Die Krankheitszeichen treten erst spät auf.*

Die Diagnose der Parkinson-Erkrankung wird vom Arzt anhand einer körperlichen Untersuchung und der Bewegungsstörungen gestellt. Mittels Ultraschalluntersuchungen lässt sich inzwischen aber der Zustand des fingernagelgroßen Gebietes[162] erfassen, dessen Nervenzelluntergang zur Parkinson-Erkrankung führt. Dies ist insofern wichtig, als die Krankheitszeichen, die dem Erkrankten oder dem Arzt auffallen können, erst ab dem Moment auftreten, da schon mindestens 70% der Nervenzellen in diesem Gebiet untergegangen sind. Mit der Ultraschalldiagnostik lässt sich nun schon vor Ausbruch der Erkrankung der Nervenzelluntergang feststellen. Das eröffnet die Möglichkeit, eine medikamentöse Behandlung zum Schutz der noch vorhandenen Nervenzellen zu entwickeln.

! *Mit der Therapie wird das Gleichgewicht der Bewegungssteuerung wiederhergestellt.*

Die medikamentöse Therapie der Parkinson-Erkrankung verfolgt seit Jahrzehnten den Ansatz, den Ausfall des besonderen Überträgerstoffes[39] medikamentös zu kompensieren, indem die Konzentration dieses oder anderer, identisch wirkender Stoffe im Gehirn erhöht wird. Dieser Ansatz funktioniert bemerkenswert gut; er hat lediglich das Problem, dass im Laufe der Jahre ein Wirkungsverlust eintritt, sodass die Dosis immer mehr gesteigert werden muss und die Substanz langfristig unwirksam werden kann. Ein alternativer Behandlungsansatz versucht durch die Erhöhung der Menge anderer Überträgerstoffe[112] das Gleichgewicht zwischen den Hirnbereichen mit zu geringer und zu hoher Aktivität wiederherzustellen.

In schweren Fällen hat sich in den letzten Jahren die elektrische Reizung in den gestörten Hirnteilen der Bewegungssteuerung als erfolgreich erwiesen.[171] Dabei wird ein Metalldraht in die Hirnregion eingebracht, über den von einer außen liegenden Batterie elektrischer Strom ins Gehirn geleitet wird. Mit der elektrischen Reizung kann man zu aktive Nervenzellen behindern und auf diese Weise die Störung des Gleichgewichts im System der Bewegungssteuerung beeinflussen.

Multiple Sklerose

Es gibt in Deutschland über einhunderttausend Menschen, die an Multipler Sklerose leiden. Besonders betroffen von Neuerkrankungen sind junge Frauen, es gibt aber auch Fälle von Multipler Sklerose bereits im Kindesalter.

Die Multiple Sklerose zeigt im Gegensatz zu anderen Hirnerkrankungen besondere geografische Verteilungen. So ist die Erkrankungshäufigkeit im Süden Europas geringer als in den skandinavischen Ländern. In Afrika ist die Erkrankung seltener als in Europa, in Australien dagegen häufiger. Personen, die ihr Heimatland im frühen Kindesalter verlassen, haben die Erkrankungshäufigkeit ihres neuen Landes. Erfolgt der Wechsel nach der Pubertät, ist die Erkrankungsrate wie im früheren Heimatland. In den Familien der bereits Betroffenen ist das Risiko zu erkranken erhöht. Diese verschiedenen Ergebnisse weisen darauf hin, dass es für die Multiple Sklerose nicht nur eine Ursache gibt und dass erbliche Faktoren und Umweltbedingungen zusammentreffen müssen, bevor die Erkrankung entsteht.

! *Die Krankheitszeichen beruhen auf lokalen Störungen der Informationsweiterleitung.*

Die Multiple Sklerose tritt an vielen Stellen im Gehirn auf – daher das Wort «multipel» in der Krankheitsbezeichnung. An diesen Stellen kommt es schlussendlich zum Verschwinden der Nervenzellen und zu ihrem Ersatz durch narbenartiges, verhärtetes Gewebe – daher «Sklerose». Die Krankheitsherde[125] sind bis zu münzgroß und liegen meist in der weißen Substanz des Gehirns, sodass vor allem Nervenzellfortsätze[23] und die sie umgebenden Gliazellen zerstört sind. Krankheitsherde kommen aber auch im Rückenmark vor.

Schon der Verlust der Gliazellen, die die Nervenzellfortsätze umgeben,[103] führt dazu, dass die Spannungspulse langsamer über die Nervenzellfortsätze[23] geleitet werden, da in diesen Bereichen der Spannungspuls sehr häufig aufgefrischt werden muss, ein Vorgang, der viel Zeit verbraucht. Wenn die Schädigungsstelle der Gliazellen zu ausgedehnt ist, bricht die Weiterleitung der Spannungspulse gänzlich zusammen, da die Auffrischung nicht mehr auf der gesamten Strecke gelingt. Das ist so wie bei einem Zug, der aufgrund einer Baustelle nicht weiterfahren kann. Ist die Baustelle klein und harmlos, können die Fahrgäste aus dem Zug aussteigen und sich zu einem Ersatzzug begeben, der auf der anderen Seite der Baustelle wartet und sie dann weiterbefördert, was nur eine lästige und störende Verspätung bedeuten würde. Ist die Baustelle zu groß, ist dies nicht mehr möglich, und die Fahrgäste kommen überhaupt nicht mehr weiter. Auf jeden Fall ist im Gehirn die Leitung der Spannungspulse dann vollständig unterbrochen, wenn über die Gliazellen hinaus auch die Nervenzellfortsätze vom Erkrankungsgeschehen betroffen sind und untergehen.

Die Verlangsamung oder Unterbrechung der Weiterleitung der Spannungspulse der Nervenzellen an einigen Stellen führt zu einem Informationsverlust im Gehirn. Der Informationsverlust stört einzelne Funktionen des Gehirns, während andere davon völlig unbeeinflusst bleiben. Das ist so wie beim Ausfall einer Postverbindung zwischen zwei Städten, aufgrund dessen die Kommunikation zwischen Firmen, die in den beiden Städten ansässig sind, behindert ist oder gar nicht mehr funktioniert, während die Postkommunikation zwischen Firmen mit Sitz in anderen Städten davon nahezu unbeeindruckt weiterläuft. Für die Funktionsstörung im Gehirn ist nun entscheidend, an welcher Stelle die Krankheitsherde gerade liegen. So ist auch das Bild der Ausfälle der Hirnfunktion sehr vielgestaltig, bei den Erkrankten individuell unterschiedlich und reicht von Sehstörungen über Missempfindungen, Störungen der Blasenfunktion bis hin zu Lähmungen von Armen und Beinen.

! *Bei der Multiplen Sklerose kommt es auch zu Reparaturen.*

Auch der Verlauf der Erkrankung ist sehr unterschiedlich. Zum einen treten die Krankheitsherde[125] an unterschiedlichen Orten im Gehirn auf, zum anderen ist das Gehirn aber auch in der Lage, geschädigte Stellen wieder zu reparieren, sodass Krankheitsherde im Verlauf von Tagen auch wieder verschwinden können und die Funktion der Weiterleitung der Information wiederhergestellt wird.[148] Häufig kommt es aber im Laufe der Jahre zu immer neuen

Krankheitsherden und infolgedessen zu verschiedensten Störungen der Hirnfunktion. Das ganze Krankheitsgeschehen gleicht einem Brand, der an einer Stelle beginnt und immer wieder an einigen Stellen neu entsteht oder an anderen wieder gelöscht wird. Häufig schreitet die Erkrankung dann fort, und die neu auftretenden Krankheitsherde überwiegen die Reparaturstellen, mit der Folge, dass im Laufe der Jahre die Gesamtstörungen zunehmen. Bei einzelnen Erkrankten können die Verläufe auch sehr heftig und rasch sein und innerhalb weniger Wochen zum Tod führen. Das ist jedoch die große Ausnahme; im Gegensatz zu einer häufig geäußerten Meinung in der Bevölkerung haben ein Drittel der Erkrankten über lange Zeit keine Behinderung, ein weiteres Drittel nur eine geringe Behinderung, und weniger als 20% der Erkrankten sind irgendwann im Laufe ihrer Erkrankung auf den Rollstuhl angewiesen.

! *Bei der Multiplen Sklerose greift das Abwehrsystem Strukturen des Gehirns an.*

Obschon die Ursache der Multiplen Sklerose nach wie vor unbekannt ist, wissen wir, dass das Abwehrsystem des menschlichen Körpers,[75] das sich sonst gegen Viren, Bakterien und fremde Strukturen richtet, bei der Multiplen Sklerose fälschlicherweise körpereigene Strukturen angreift. Besondere Typen von Zellen, die die Funktion der Abwehr ausüben und über die Blutgefäße ins Gehirn gelangen, greifen lokal begrenzt einen Typ von Gliazellen[116] und Fortsätze von Nervenzellen an und zerstören sie. Daher ist es Ziel der Therapie der Multiplen Sklerose, durch Medikamente die fehlgeleitete Aktivität des Abwehrsystems im Gehirn zu drosseln.

Unklar ist, ob diese falsche Tätigkeit des Abwehrsystems auftritt, weil die Gliazellen sich selbst verändern und so zu Zielen des Abwehrsystems werden, weil die Schranke zwischen Blut und Gehirn die falschen Abwehrzellen passieren lässt oder weil eine frühere Infektion mit einem besonderen Virus oder Bakterium zur Bildung von Abwehrzellen geführt hat, die aufgrund der Ähnlichkeit der Oberflächen nicht nur diese Eindringlinge, sondern auch Strukturen des Gehirns angreifen. Auf jeden Fall kommt es zu einer Entzündungsreaktion, deren Faktoren auch im Blut und in der Flüssigkeit der Hohlräume des Gehirns[32, 90] nachweisbar sind. Zusammen mit dem Nachweis der narbenartigen Krankheitsherde durch bildgebende apparative Verfahren liefern sie die Hauptinformationen für die Diagnose.

Die Methoden
Wie das Gehirn untersucht wird

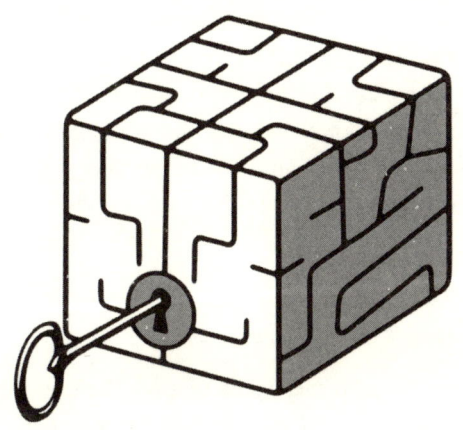

Zur Untersuchung des Gehirns und seiner Bausteine wird eine Reihe von Untersuchungsmethoden angewandt. Zum Teil werden diese Methoden am Menschen eingesetzt, um Informationen über eine mögliche Gehirnerkrankung zu erhalten, zum Teil werden sie nur im Experiment am Tier benutzt, um weitere Erkenntnisse über das Gehirn und seine Funktionen zu gewinnen. In diesem abschließenden Kapitel werden die wichtigsten Verfahren dargestellt, mit denen Informationen über das Gehirn gewonnen werden.

! *Mit Glasröhrchen lässt sich die elektrische Aktivität einzelner Nervenzellen erfassen.*

Eines der Hauptarbeitsgebiete der Hirnforschung beschäftigt sich mit der Frage, wie die Aktivität der einzelnen Nervenzelle[110] bei den verschiedenen Hirnleistungen aussieht. Dazu kann man die Nervenzelle mit einem sehr fein ausgezogenen und flüssigkeitsgefüllten Glasröhrchen[96] anstechen. Dieses hat an der Spitze nur noch einen Durchmesser von weniger als einem zehntausendstel Millimeter und ermöglicht einen Einstich, der die Nervenzelle nur geringfügig verletzt und sich mit einem Stich bei einer Blutabnahme vergleichen lässt. Durch das Glasröhrchen hat man dann einen Zugang zur Nervenzelle, über den die Spannungspulse[8] der Nervenzelle und andere Veränderungen ihrer elektrischen Aktivität registriert werden können. Die Veränderungen der Anzahl der geladenen Teilchen im Innern der Nervenzelle[38, 73] finden nämlich in sehr geringem Umfang auch in der Flüssigkeit im Glasröhrchen statt, von dem aus sie nach außen geleitet und über elektronische Geräte verstärkt und sichtbar gemacht werden können. Das ist wie bei einem Fest, das auf einem Marktplatz stattfindet. Öffnet man das Tor zu einer auf den Marktplatz führenden Gasse, wird auch hier bald etwas vom Charakter des Festes zu spüren sein.

Durch diese oder ähnliche Glasröhrchen lassen sich auch Substanzen wie etwa Farbstoffe in die Nervenzelle einbringen. Diese verteilen sich in der gesamten Zelle und ermöglichen es dann, deren genaue Form unter dem Mikroskop zu erkennen. Umgekehrt können über diesen Zugang auch Strukturen wie Erbinformationen[55] aus der Zelle abgesaugt werden, die sich dann apparativ analysieren lassen und Aussagen darüber erlauben, welche Strukturen die Nervenzelle in dieser Situation gerade aufbaut.

! *Die Körperchen in der Wand der Nervenzelle werden viel untersucht.*

Die Funktion der Körperchen,[78] die in der Wand[183] der Nervenzelle sitzen, lässt sich ebenfalls über ein sehr fein ausgezogenes Glasröhrchen erfassen. Um die Nervenzelle nicht zu verletzen, ist das flüssigkeitsgefüllte Glasröhrchen in diesem Fall an der Spitze abgerundet und wird so auf die Wand der Nervenzelle aufgesetzt, dass sich das Stück der Wand fest mit dem Glasröhrchen verbindet.[123] Das ist so, als würde man eine leere Toilettenpapierrolle an der runden Öffnung mit Klebstoff bestreichen und auf ein Stück Pappe stellen. Dann wäre die Öffnung der Papierrolle durch die Pappe verschlossen, und es könnte an dieser Seite nur noch Licht in die Papierrolle fallen, wenn die Pappe in diesem Bereich Löcher hätte. Analog können bei der Nervenzelle nur noch geladene Teilchen in das Glasröhrchen kommen, wenn in diesem Stück der Wand zumindest ein Körperchen sitzt, das geladene Teilchen passieren lassen kann. In dem Fall lässt sich mit dieser Technik[41] die Funktion eines einzelnen Körperchens untersuchen.

Den Aufbau der Körperchen aus verschiedenen Teilchen[163] und die Funktion dieser Teilchen untersucht man, indem man die Erbinformation für diese Körperchen aus den Nervenzellen isoliert und in robustere Zellen aus anderen Organen oder auch in Eizellen von Fröschen einbringt. Hier wird die Erbinformation dann wieder in Körperchen umgesetzt, die dann in die Wand dieser Zellen eingebaut werden, wo sie sich oft viel leichter und weitgehender untersuchen lassen als in den empfindlichen und kleinen Nervenzellen selbst.[77] Auch aus der Beobachtung von Wildtieren lassen sich neue Erkenntnisse gewinnen, wenn man die Tiere in geräumige Gehege von Zoos bringt, in denen sie leichter, permanent und mit anderen Möglichkeiten als in freier Wildbahn untersucht werden können.

Zudem kann die Erbinformation, die für die Körperchen zuständig ist, noch gezielt verändert werden,[102] und so tauscht man ganze Abschnitte bis hin zu den einzelnen Bausteinen der Teilchen der Körperchen[10] aus. Mit dem Einbringen in die anderen Zellen und mit der Untersuchung, ob sich diese Änderung auf die Funktion des Körperchens auswirkt, lässt sich herausfinden, welche Aufgabe die einzelnen Teilchen oder auch die Bausteine eines solchen Körperchens haben. Das ist in etwa so, als würden Außerirdische, die Autos nicht kennen, einzelne Teile eines Mercedes austauschen und dabei auf Teile von Autos anderer Firmen zurückgreifen. Dann würden sie bald feststellen, dass für die Funktion der Fortbewegung die Sitze keine Bedeutung haben, während der Austausch des Motorkolbens heftige Auswirkungen hätte.

! *Nervenzellverbände studiert man in kleinen Gehirnen oder Gehirnscheibchen.*

Für die Untersuchung der Zusammenarbeit der Nervenzellen in einem Verband ist für unsere Verständnismöglichkeiten das menschliche Gehirn mit seinen mehreren Milliarden von Nervenzellen viel zu groß und kompliziert. Man greift daher auf Gehirne von einfacheren Lebewesen wie Würmer oder Schnecken zurück, die nur ein paar hundert oder noch weniger Nervenzellen besitzen. An solchen vergleichsweise einfachen Nervensystemen lassen sich Prinzipien der Zusammenarbeit von Nervenzellen erarbeiten, die grundsätzlich so auch für das menschliche Gehirn gelten. Auch beim Tanzenlernen versucht man ja zuerst die Grundschritte zu verstehen, bevor man sich an die gewagten und schwierigen Schrittkombinationen der Turniertänzer herantraut, die aber im Prinzip auch nur kompliziertere Grundschritte sind.

Bei komplexeren und größeren Gehirnen, etwa von Ratten oder Mäusen, schneidet man aus dem Gehirn fingernagelgroße Scheibchen und bringt sie in Nährlösungen, in denen sie für Stunden, manchmal auch für Tage überleben können.[70] Diese Scheibchen dürfen allerdings höchstens eine Dicke von einem halben Millimeter haben, da nur dann die Nervenzellen auch ohne die Blutversorgung, die mit dem Schnitt gekappt wurde, aus der umgebenden Nährlösung versorgt werden können. Das ist so wie bei einigen Topfpflanzen, bei denen ein kleiner abgeschnittener Trieb, den man ins Wasser stellt, noch überleben und Wurzeln entwickeln kann, während eine an der Wurzel abgeschnittene Pflanze eingehen würde. Beim Gehirn kann man in einigen Bereichen die Gehirnscheibchen so zurechtschneiden, dass nur wenige Fortsätze der Nervenzellen[23, 37] durchschnitten sind und man einen funktionsfähigen Verband von ein paar hundert Nervenzellen erhält.

Die Gehirnscheibchen erlauben zudem den Einsatz von Mikroskopen, mit denen man sich die Nervenzellen stark vergrößert ansehen kann. Die Scheibchen sind nämlich so dünn, dass sie wie das Blatt einer Tageszeitung Licht durchlassen. Je nach Abschwächung des Lichtes durch die Strukturen des Gehirns werden so die Nervenzellen sichtbar, wie man bei einer Tageszeitung, die man gegen das Licht hält, alle Buchstaben, egal, ob auf der Vorder- oder Rückseite, erkennen kann.

Die mikroskopische Untersuchungsmöglichkeit von solchen Scheibchen aus dem Gehirn hat man durch den Einsatz von Farbstoffen weiterentwickelt. So gibt es Farbstoffe, die sich nur an spezifische Strukturen von Nervenzellen binden und die so das Vorkommen und die Lage dieser Strukturen im Verband der Nervenzellen, aber auch in der einzelnen Nervenzelle selbst anzeigen. Andere Farbstoffe wiederum reagieren auf die Änderung der Anzahl aller oder auch besonderer geladener Teilchen in der Nervenzelle, wie der Anzahl der Calciumteilchen, und erlauben Aussagen über die elektrische Aktivität individueller Nervenzellen oder auch der Nervenzellen in diesem Verband. Darüber hinaus gibt es Weiterentwicklungen dieser Techniken, um solche Untersuchungen auch in Gehirnscheibchen oder sogar an ungeschnittenen Gehirnen vorzunehmen, ohne dass sie ganz von Licht durchstrahlt werden müssen.

! *Die Befragung und Untersuchung von Menschen erbringt sehr viele Informationen.*

Bei Krankheiten oder Störungen des Gehirns erbringt die Befragung der Person[14] die meisten Informationen. Da das Gehirn viele Funktionen steuert, die uns bewusst sind, werden uns auch die Ausfälle von Hirnleistungen häufig direkt bewusst. Der Betroffene kann mit der genauen Beschreibung dessen, was bei ihm nicht mehr oder nur noch schlecht funktioniert, dem Arzt wichtige Hinweise darauf geben, welcher Prozess im Gehirn gestört ist und wo die Störung genau lokalisiert ist.

Umgekehrt hat die Hirnforschung viel von Patienten profitiert, denn über die Zerstörung von Hirnstrukturen durch Unfälle und den dabei auftretenden Ausfall von Hirnfunktionen erhält man Informationen, welcher Hirnteil für eine Funktion zuständig oder zumindest wichtig ist. So gibt es berühmte Patienten, wie Phineas Gage, der 1848 einen Unfall hatte, bei dem infolge einer Explosion ein Metallstab den vordersten Teil seines Gehirns im Bereich über den Augen[117] zerstörte. Nach dem Unfall wandelte er sich von einem freundlichen und hilfsbereiten Menschen zu einem unangenehmen Egoisten. Dies war der erste Hinweis, dass dieser Teil des Gehirns mit unserem Charakter und unserem sozialen Verhalten zu tun hat. In einem anderen berühmten Beispiel wurden bei dem unter dem Kürzel H.M. bekannten Patienten zur Behandlung einer schweren Epilepsie auf beiden Seiten des Gehirns Teile der Hirnrinde[35] in der Nähe des Hirnstamms[67] entfernt. Die epileptischen Anfälle verschwanden zwar, aber H.M. konnte sich ab diesem Zeitpunkt Neues nur noch für wenige Minuten merken. Dies war der erste Hinweis, dass dieser Teil der Hirnrinde für die Übertragung in den langfristigen Gedächtnisspeicher entscheidend ist.

Was beim Menschen durch Unfälle rein zufällig oder durch therapeutische Eingriffe ungewollt erfolgt, hat die Hirnforschung dann systematisch eingesetzt, indem im Tierexperiment gezielt Strukturen des Gehirns zerstört, entfernt oder mit anderen Methoden ausgeschaltet wurden.

Bei Hirnerkrankungen wird die Befragung des Patienten durch dessen körperliche Untersuchung ergänzt. Sie kann Störungen aufdecken, die dem Betroffenen nicht bewusst sind. Aufforderungen wie die, auf einem Bein zu hüpfen oder beide Hände schnell zu drehen, lassen auch versteckte Störungen sichtbar werden, die der Erkrankte selbst noch nicht bemerkt hat. Auf diese Weise versucht der Arzt, möglichst viele Funktionen des Gehirns zu testen. Dies beinhaltet die Untersuchung der Sinne (etwa durch Seh- und Hörtests), der Bewegungssteuerung (etwa durch Prüfung der Reflexe und der Koordination von Bewegungen beim Gehen), der Organsteuerung (etwa mit Schwitz- und Reaktionstests des Blutkreislaufs) und schließlich auch der höchsten Hirnleistungen (etwa durch Erfassung des Bewusstseinszustands und der emotionalen Reaktionen).

! *Die Flüssigkeit des Gehirns liefert viele Aufschlüsse.*

Sehr viel ließe sich über den Zustand eines menschlichen Gehirns erfahren, wenn man Teile davon herausnehmen und im Labor untersuchen könnte. Was bei anderen Organen des menschlichen Körpers gut funktioniert, etwa durch Blutproben und Untersuchungen der Haut, ist beim Gehirn kaum möglich, da entnommene Nervenzellen[110] praktisch nicht ersetzt werden und man auf diese Weise womöglich eine nicht reparable Schädigung hervorruft.

Umso wichtiger sind Untersuchungen der Flüssigkeiten des Gehirns,[32, 90] die die Nervenzellen umgeben und noch viele Substanzen und Strukturen enthalten, die direkte Hinweise auf Aktivität oder auch Störung von Hirnfunktionen geben. Sie können ohne Schäden für das Gehirn entnommen werden.[92] Denken Sie an eine Wasserprobe in einem Schwimmbad, bei der eine kleine Menge Wasser aus dem Schwimmbad entnommen wird und durch die chemische Analyse dieser Wasserprobe auf die Verschmutzung des gesamten Schwimmbadwassers geschlossen werden kann.

Für die Abnahme der Flüssigkeit, die die Nervenzellen umgibt, ist es vorteilhaft, dass sie in den größeren Hohlräumen des Gehirns und in der Umgebung von Gehirn und Rückenmark zusammenfließt. So lässt sie sich unkompliziert wie bei einer Blutabnahme über den Einstich mit einer Nadel im Lendenbereich der Wirbelsäule des Rückens entnehmen.[92] Hier befinden sich Flüssigkeitsräume, die keine Nervenzellen, sondern nur noch deren Fortsätze[23] enthalten. Somit kann es an dieser Stelle durch den Einstich auch zu keiner Zerstörung von Nervenzellen kommen.

Die entnommene Flüssigkeit lässt sich dann im Labor daraufhin untersuchen, ob es in ihr Substanzen oder Zellen gibt, die auf eine Entzündung im Gehirn hinweisen. Nach wie vor ist die Untersuchung dieser Flüssigkeit ein wichtiges Kriterium für die Diagnose der Multiplen Sklerose oder einer Entzündung im Gehirn. Außerdem deutet sich an, dass sich die Diagnose von Erkrankungen wie Alzheimer über spezielle Abbauprodukte des Gehirns in dieser Flüssigkeit erhärten lässt.

! *Mit Röntgenstrahlen lassen sich Strukturen des Gehirns darstellen.*

Um die Strukturen des Gehirns darzustellen, werden auch Röntgenstrahlen eingesetzt. Die Röntgenstrahlen durchdringen das Gehirn und werden dabei umso stärker abgeschwächt, je fester das Material ist. Das ist wie bei Sonnenlicht, das durch eine Tüllgardine gut hindurchkommt, durch einen festen Stoff aber schon stark abgeschwächt und von einen massiven Holzrollo komplett abgehalten wird. Nach dem Durchdringen des Gehirns erreichen die weniger oder stärker abgeschwächten Röntgenstrahlen eine elektronische Aufnahmeeinheit, wo sie je nach ihrer verbliebenen Intensität in unterschiedliche Graustufen übersetzt werden.

Beim Gehirn werden die Röntgenstrahlen durch die Knochen allerdings sehr stark, durch die verschiedenen Teile des Gehirns hingegen sehr viel geringer und zudem noch ziemlich ähnlich abgeschwächt. Dadurch lassen sich bei dieser Methode die Teile des Gehirns nur sehr schwer voneinander unterscheiden, ähnlich wie es bei einem stark verblassten Foto schwierig ist, das Dargestellte zu erkennen. In einigen Bereichen, wie dem Rückenmark, das von vielen Knochen umgeben ist, lassen sich mit Röntgenstrahlen gar keine aussagekräftigen Abbildungen erstellen.

! *Bei der Computertomografie entstehen Schnittbilder vom Gehirn.*

Für die Aufnahme des gesamten Gehirns werden beim Verfahren der Computertomografie – abgekürzt CT – die Quelle der Röntgenstrahlen und die gegenüberliegende elektronische Aufnahmeeinheit kreisförmig um den Kopf herumgeführt, etwa so, wie ein Satellit um die Erde kreist. Dadurch kommt es zu einer Reihe von Aufnahmen, bei denen das Gehirn aus verschiedenen Richtungen von den Röntgenstrahlen durchdrungen wird. Diese Aufnahmen werden dann von einem Computer zu einem Gesamtbild zusammengerechnet.

Das Prinzip kann man sich veranschaulichen, indem man sich in die Lage der Aufnahmeeinheit der Röntgenstrahlen versetzt und sich das Gehirn mit seinen Strukturen als ein rundes Aquarium mit Fischen vorstellt. Steht man nun an einer beliebigen Stelle vor dem Aquarium, kann man sagen, ob sich ein Fisch mehr links oder mehr rechts im Aquarium befindet. Aber erst indem man um das Aquarium herumgeht und dabei den Fisch im Auge behält, kann man auch sagen, ob er sich mehr vorne oder mehr hinten befindet. Auf einem Blatt Papier könnte man dann in einem Kreis die genaue Position dieses Fisches einzeichnen. Mit diesem Verfahren ließe sich dann auch die Position aller Fische des Aquariums angeben.

Der Nachteil hierbei wäre nur, dass man auf dem Blatt Papier nicht sehen kann, ob sich der jeweilige Fisch näher an der Wasseroberfläche oder näher am Boden befindet. Dieses Manko ließe sich dadurch beseitigen, dass man sich beim Umkreisen des Aquariums jeweils immer nur eine Schicht anschaut, etwa nur den Bereich über dem Boden oder nur die Schicht unter der Wasseroberfläche, und für jede dieser Schichten ein eigenes Blatt Papier ausfüllen würde. So könnte man mit den verschiedenen Blättern dann auch angeben, wie weit sich ein Fisch oben oder unten im Aquarium befindet.

Dieses Prinzip wird auch für die Darstellung des Gehirns bei der Computertomografie verwendet. So wird jeweils nur ein wenige Millimeter dicker, scheibenförmiger Bereich des Kopfes, den man dann als Schnitt bezeichnet, von den Röntgenstrahlen durchdrungen. Danach werden die um den Kopf kreisende Röntgenquelle und die Aufnahmeeinheit etwas versetzt, und es wird eine neue Aufnahme gemacht. Denken Sie vielleicht an eine Brotschneidemaschine, mit der nach und nach der gesamte Brotlaib in Scheiben geschnitten wird. So entsteht eine Serie von manchmal über einhundert Schnittbildern des Gehirns, die vor allem bei der Diagnose von Schlaganfällen, Hirnverletzungen und Tumoren des Gehirns eine wichtige Rolle spielen.

! Die Kernspintomografie arbeitet ohne schädigende Strahlung.

Ein anderes Verfahren – abgekürzt mit MRT[93] – nutzt die magnetischen Eigenschaften von Atomen. Durch starke Magnete lässt sich eine Eigenschaft vor allem der Wasserstoffatome im Gehirn kurzfristig so verändern, dass alle Atome gewissermaßen gleich ausgerichtet werden. Das ist wie bei einem Rockkonzert, bei dem sich mit dem Erscheinen der Band alle Köpfe nach vorne zur Bühne drehen. Die Wasserstoffatome werden also durch Einstrahlung von Energie kurzfristig angeregt. Entfällt die Wirkung des Magneten, nehmen die Atome wieder ihre ursprüngliche Eigenschaft an, wobei sie Radiowellen abgeben. Das ist so, als wäre das Rockkonzert zu Ende. Dann schauen die Zuhörer nicht mehr zur Bühne, sondern wenden ihre Köpfe, wohin es ihnen gerade passt, fangen wieder an zu reden und unterhalten sich über das gerade gehörte Konzert. Diese Äußerungen sind im Gehirn die Radiowellen. Sie sind von der Anregung und der Umgebung des Wasserstoffatoms abhängig, sodass sie sich voneinander unterscheiden, je nachdem, ob sie aus dem Knochen, der Hirnrinde oder anderen Teilen des Gehirns kommen. Mit dem gleichen Prinzip wie bei der Computertomografie lässt sich das Gehirn dann wieder in Schnittbildern darstellen.

Der Vorteil dieses Verfahrens gegenüber der Verwendung von Röntgenstrahlen besteht zum einen darin, dass Radiowellen als unbedenklich gelten und keine Strahlenbelastung für die untersuchte Person entsteht. Zudem ist die Abbildungsqualität viel besser, da die Knochen des Schädels die Abbildung nicht stören wie im Falle der Röntgenstrahlen. Das Verfahren der Kernspintomografie wird daher zunehmend zur Diagnose der verschiedensten Hirnerkrankungen eingesetzt und ist unter anderem auch ein wichtiges Instrument bei der Identifizierung der Krankheitsherde der Multiplen Sklerose.

! *Mit der Kernspintomografie lässt sich auch die Aktivität von Hirnteilen registrieren.*

Weiterhin kann man die Kernspintomografie nutzen, um etwas über die Aktivität des Gehirns zu erfahren.[52] So führt die Aktivität von Nervenzellen sowohl bei der Erzeugung von Spannungspulsen[8] als auch an den Kontaktstellen zu anderen Nervenzellen[167] zum Verbrauch von Energie durch die Pumpen,[105] die die Verteilung der geladenen Teilchen wiederherstellen. Der dadurch entstehende Energiemangel erweitert ein wenig die Blutgefäße in diesem Bereich, so wie bei einem automatischen Bewässerungssystem der Wasserfluss verstärkt ist, wenn die Erde zu trocken wird. Im Gehirn erhält dieses Gebiet als Energienachschub durch die Erweiterung der Blutgefäße etwas mehr Blut und infolgedessen auch zusätzliche Wasserstoffatome, die besonders an Blut gebunden sind. Man kann sich nun genau diese Wasserstoffatome mittels der Kernspintomografie ansehen und dabei die beiden Zustände der Durchblutung des Gehirns miteinander vergleichen, also den Zustand, wenn das Gehirn sich in Ruhe befindet, und den Zustand, wenn es eine besondere Aufgabe ausübt, wie beispielsweise das Betrachten eines Gegenstandes. Dabei sind die Hirnteile, deren Nervenzellen am Sehen beteiligt sind, stärker aktiv und damit auch stärker durchblutet. Dadurch zeigen diese Hirnteile bei der Kernspintomografie ein etwas anderes Signal, sodass sie sich im Vergleich mit dem Ruhezustand hervorheben und die am Sehprozess beteiligten Gehirnteile erkennen lassen.

Das lässt an eine Reisegruppe denken, von der man jeweils ein Foto vor und nach einer Weinprobe macht. Beim Vergleich der Fotos wird man an Körperhaltung und Gesichtsausdruck diejenigen erkennen können, die beim Weintrinken besondere Aktivität an den Tag gelegt haben. Beim Gehirn wird das Verfahren der Kernspintomografie zurzeit vor allem in der Forschung sehr viel eingesetzt, um diejenigen Hirnteile zu identifizieren, die für bestimmte Leistungen zuständig sind.

! Mit dem Elektroenzephalogramm registriert man die Aktivität der Hirnrinde.

Die Aktivität der Nervenzellen des Gehirns kann man auch noch auf der Kopfhaut mittels der Elektroenzephalografie – abgekürzt EEG – feststellen. Durch die Spannungspulse und die Prozesse an den Kontaktstellen zwischen den Nervenzellen verändert sich die Menge der geladenen Teilchen in der Umgebung der Nervenzelle.[47] Diese Änderung ist unmittelbar an der Außenseite der Nervenzellen am größten und nimmt immer mehr ab, je weiter man von der Nervenzelle entfernt ist. Das ist so wie bei einem Radiosprecher, den man am lautesten hört, wenn man den Kopf direkt am Lautsprecher hat, und der immer leiser wird, je weiter man sich vom Radio entfernt. Noch schwieriger zu verstehen ist er, wenn sich zwischen einem selbst und dem Radio eine Wand befindet. Doch ist auch dies zuweilen noch möglich, wie jeder weiß, der schon in Hotels übernachtet hat. Beim menschlichen Gehirn besteht diese Wand aus verschiedenen Schichten, wie dem Schädelknochen und der Haut, die die Veränderungen durch die Aktivität der Nervenzellen zwar sehr stark abschwächen, aber immerhin zu weniger als einem zehntel Prozent noch durchkommen lassen. Dies reicht indessen aus, damit es während der Aktivität der Nervenzellen auch an der Haut des Kopfes zu geringfügigen Veränderungen der Anzahl der geladenen Teilchen kommt, die durch ableitende Elektroden aufgegriffen und durch elektronische Geräte verstärkt werden können.

Man erfasst dabei aber nur die Aktivität der ganz oben liegenden Nervenzellen in der Hirnrinde.[35] Je tiefer die Nervenzellen im Gehirn sitzen, desto größer ist die Entfernung zur Kopfoberfläche und desto schlechter wahrnehmbar ist ihre Aktivität. Das ist so, als wären in allen Zimmern eines Hotelflures die Radios an. Dann würde man in seinem Zimmer noch das Radio des Nachbarzimmers hören, aber kaum noch das des nächsten Zimmers und sicher nicht mehr das Radio eines weiter entfernt liegenden Hotelzimmers. So können wir auch im Gehirn mit dem Elektroenzephalogramm nur die Nervenzellen erfassen, die in den obersten etwa zwei Millimetern der Hirnrinde sitzen. Dabei handelt es sich zwar nur um einen geringen Teil der Nervenzellen des Gehirns, doch ist diese Schicht für die letzten Verarbeitungsschritte und für die höchsten Leistungen des menschlichen Gehirns verantwortlich, sodass man mit dem Elektroenzephalogramm trotzdem viele Informationen über die Arbeit des gesamten Gehirns erhalten kann. Das ist wie bei einer Opernaufführung, die einem auch viel über die Arbeit derjenigen verrät, die nicht auf der Bühne zu sehen sind.

Mittels der Elektroenzephalografie erfasst man allerdings ausschließlich die gemittelte Aktivität sehr vieler Nervenzellen, denn zur Wahrnehmung einer einzelnen Nervenzelle sind die Veränderungen dann doch zu geringfügig. Das ist wie bei einem weit entfernten Chor, dessen einzelne Sänger sich akustisch nicht mehr voneinander unterscheiden lassen und den man nur noch hören kann, wenn alle gleichzeitig singen. Die Gleichzeitigkeit ist auch für das Elektroenzephalogramm notwendig, da es an den Kontaktstellen zwischen den Nervenzellen zu Zunahmen oder Abnahmen der Anzahl der geladenen Teilchen kommen kann und sich auf diese Weise viele der erfolgenden Änderungen an den einzelnen Nervenzellen gegenseitig aufheben. Auch bei einem Aktienkurs bemerkt man die stattfindenden Ankäufe und Verkäufe nicht, solange der Kurs sich nicht ändert. Erst wenn überwiegend Anleger verkaufen, bekommt man dies über die Wertabnahme des Aktienkurses mit. So erhält man mit dem Elektroenzephalogramm auch vor allem dann deutlich wahrnehmbare Signale, wenn viele Nervenzellen in der Hirnrinde gleichzeitig dasselbe machen. Dies ist der Fall beim Schlaf und auch bei epileptischen Anfällen, sodass das Elektroenzephalogramm das wichtigste Instrument bei der Diagnose von Epilepsien und innerhalb der Schlafforschung ist.

Nachwort

Lieber Leser, wenn Sie bis zu diesem Nachwort gekommen sind, haben Sie viel erreicht. Ganz sicher haben Sie nicht alles im Gedächtnis behalten. (Wenn Sie sich fragen, warum, sollten Sie noch einmal auf Seite 111 nachlesen.) Das ist aber nicht weiter schlimm, denn Sie werden nun, denke ich, einen anderen Blick auf das Gehirn, seine faszinierenden Funktionen und die Hirnforschung haben.

Dabei ist auch zu hoffen, dass Sie den Respekt vor der Hirnforschung abgelegt haben. Das Gehirn ist zwar der komplizierteste und komplexeste Gegenstand, den die Menschheit kennt, aber die Hirnforschung kocht auch nur mit Wasser und ist nicht höher einzuschätzen als jede andere Wissenschaft. So werden Ihnen vielleicht auch – wie dem Autor dieses Buches – einige der Hirnfunktionen, die sonst kompliziert und unverständlich klangen, nach der Entkleidung von den Fachbegriffen ganz normal, vielleicht manchmal sogar ein wenig banal vorkommen. Zudem drängt sich der Eindruck auf, dass wir trotz der Lückenhaftigkeit unseres Wissens, der vielen ungeklärten Fragen und der vergleichsweise schlechten Behandelbarkeit der Hirnerkrankungen sicher viele, wenn nicht sogar die meisten Prinzipien der Arbeitsweise des Gehirns kennen und verstanden haben. Die größte Herausforderung für die Neurowissenschaft bleibt es zu verstehen, wie Nervenzellen es schaffen, durch Zusammenarbeit neue Leistungsdimensionen zu erzeugen, die zu den höchsten Leistungen des Gehirns wie Denken und Bewusstsein führen können.

Die Hirnforschung hat also schon viel erreicht, und man kann von ihr in den nächsten Jahren noch viel erwarten. Nur die Hirnforschung kann eine Reihe von drängenden Problemen angehen – und sie hoffentlich auch lösen. So wird durch den Anstieg der Lebenserwartung unsere Gesellschaft sowohl ökonomisch als auch sozial durch die dramatische Zunahme der Alzheimer-Erkrankten bedroht. Auch werden wichtige technische Entwicklungen, auf die Industriegesellschaften wie wir angewiesen sind, neue Entdeckungen aus der Hirnforschung brauchen. Ein Beispiel: Um ein Auto zu bauen, dass sich sicherer oder sogar selbständig im Straßenverkehr bewegen kann, müssen wir die enormen Leistungen unseres Gehirns bei der Mustererkennung besser verstehen. Und schließlich werden Erkenntnisse der Hirnforschung vor allem zu den höchsten Hirnleistungen von vielen Teilen unserer Gesellschaft so aufmerksam wahrgenommen, dass sie das Selbstverständnis des Menschen beeinflussen werden.

Neurowissenschaftler können daher selbstbewusst sein, sie haben eine wichtige und vermutlich zunehmend prominentere Rolle in unserer Gesellschaft. Aber man sollte auch berücksichtigen, dass die Neurowissenschaften nur einen Erkenntnisansatz unter vielen bieten. Es gibt auch andere, wie die Philosophie, den Glauben oder die praktische Alltagserfahrung des Menschen, um nur einige zu nennen. Diese sind genauso wichtig, und es besteht kein Grund, die Neurowissenschaft zu bevorzugen oder höher einzuschätzen. So sollte die Gesellschaft in ihren Erwartungen an die Hirnforscher auch bescheiden sein und bei der Verwendung neurowissenschaftlicher Erkenntnisse immer deren Grenzen und Relativität berücksichtigen. Die Neurowissenschaftler selbst würden diese Bescheidenheit sehr begrüßen.

Danksagung

Danken möchte ich zunächst meiner Frau Uta-Maria, die mich liebevoll unterstützt und manche Zeit auf mich verzichtet hat, und meinen akademischen Lehrern, hier besonders Herrn Prof. Erwin-Josef Speckmann, die mich in der Lehre und in der Vermittlung von Wissen motiviert und geschult haben.

Dankbar bin ich dem Vorstand der Gemeinnützigen Hertie-Stiftung, hier besonders Herrn Dr. Michael Endres, weiter Herrn Prof. Gian Paolo Pessina von der Universität Siena und der Leitung der Azienda Agricola Santa Cristina in Gambassi Terme, die mir wunderbare Arbeitsmöglichkeiten für dieses Buch während zweier mehrwöchiger Aufenthalte in der Toskana gegeben haben.

Besonders zu Dank verpflichtet bin ich meinen neurowissenschaftlichen Kollegen Herrn Prof. Johannes Dichgans, Herrn Prof. Erwin-Josef Speckmann und Herrn Prof. Hans-Peter Thier sowie Frau Renate von Metzler und Herrn Ralf Seidensticker für ihre Ratschläge und Anmerkungen zum Manuskript.

Schließlich gilt mein Dank Gabriela Roßbach und Horst Koppelstätter für ihre Unterstützung bei der Fertigstellung des Buches sowie dem Verlag C.H. Beck, hier vor allem meinem Lektor, Herrn Dr. Stefan Bollmann, der sensibel und kompetent die Absicht dieses Buches aufgenommen hat.

Literatur

Bau und Funktion des menschlichen Körpers; Werner Wittkowski, Erwin-Josef Speckmann, Urban & Fischer, München, 20. Auflage, 2004

Biologische Psychologie; Niels Birbaumer, Robert F. Schmidt, Springer Verlag, Berlin/Heidelberg/New York, 3. Auflage, 1996

Das Wichtigste – Informationsblätter der Deutschen Alzheimer Gesellschaft e.V.; www.deutsche-alzheimer.de

Der kleine Duden; Dudenverlag, Mannheim/Leipzig/Wien/Zürich, 7. Auflage, 2007

Die Krankheit; Deutsche Parkinson Vereinigung e.V., www.parkinson-vereinigung.de

Kosmos Gehirn; Hrsg. Helmut Kettenmann, Meino Gibson, Neurowissenschaftliche Gesellschaft, 2. Auflage, 2002

Leben mit MS: Was ist MS; Deutsche Multiple Sklerose Gesellschaft Bundesverband e.V., www.dmsg.de

Neurologie; Klaus Poeck, Werner Hacke, Springer Verlag, Berlin/Heidelberg/New York, 10. Auflage, 1998

Neuro- und Sinnesphysiologie; Hrsg. Robert F. Schmidt, Springer Verlag, Berlin/Heidelberg/New York, 3. Auflage, 1998

Neurowissenschaften – eine Einführung; Hrsg. Eric R. Kandel, James H. Schwartz, Thomas M. Jessel, Spektrum Akademischer Verlag, Heidelberg/Berlin/Oxford 1995

Physiologie; Hrsg. Erwin-Josef Speckmann, Jürgen Hescheler, Rüdiger Köhling, Urban & Fischer, München, 5. Auflage, 2008

Reiseführer Gehirn; Susan A. Greenfield, Spektrum Akademischer Verlag, Heidelberg/Berlin 1997

Taschenatlas der Pathophysiologie; Stefan Silbernagel, Florian Lang, Georg Thieme Verlag, Stuttgart/New York, 2. Auflage, 2005

Therapie und Verlauf neurologischer Erkrankungen; Hrsg. Thomas Brandt, Johannes Dichgans, Hans-Christoph Diener, Verlag W. Kohlhammer, Stuttgart, 5. Auflage, 2007

Glossar und Index

Die jeweils links stehenden Ziffern entsprechen den Fußnoten im Text des Buches, die auf die dort nicht verwendeten neurowissenschaftlichen Fachbegriffe hinweisen. Hier sind diese Fachbegriffe und die in der deutschen Sprache üblichen Begriffe zum Gehirn und seinen Funktionen kurz und schlaglichtartig erläutert.

1 Absence
Typ eines epileptischen Anfalls, der wie eine ein paar Sekunden lange Pause der Aktivität des Menschen wirkt *(siehe auch Epilepsie, epileptischer Anfall)* Seite 151

2 Acetylcholin
Überträgerstoff an den Kontaktstellen zwischen zwei Nervenzellen, der auch für die Übertragung der Information von der Nervenzelle auf die bewegungsausübende Zelle oder die Organzelle verwendet wird *(siehe auch motorische Endplatte, Muskelfaser, Neurotransmitter, Synapse)* Seite 42, 80

3 Additive Farbmischung
Prinzip der Farbwahrnehmung, bei dem die jeweils unterschiedliche Aktivierung von drei Typen lichtaufnehmender Zellen zur Wahrnehmung der verschiedensten Farben führt *(siehe auch Photorezeptor)* Seite 62

4 Adhäsionsmolekül
Substanz auf der Oberfläche von Zellen, die den wachsenden Fortsätzen von Nervenzellen den Weg weist zur gezielten Kontaktbildung mit anderen Nervenzellen *(siehe auch Wachstumskegel)* Seite 109

5 Adrenalin
Überträgerstoff, der auch in das Blut abgegeben werden kann und dann zu einer Aktivitätsänderung von Zellen im gesamten Körper führt *(siehe auch Nebenniere, Neurotransmitter, viszerales Nervensystem, Zelle)* Seite 96, 139

6 Akinese
Krankheitszeichen, das in der Unfähigkeit oder Schwierigkeit besteht, eine gewollte Bewegung auszuführen *(siehe auch Parkinson)* Seite 161

7 Aktin
Eines der beiden Stäbchen in den bewegungsausübenden Zellen, das die Verkürzung dieser Zellen und damit des gesamten Muskels bewirkt *(siehe auch Muskel, Muskelfaser, Muskelanspannung, Myosin)* Seite 79 f.

8 Aktionspotenzial
Kurzer Spannungspuls, der die elementare Einheit der Informationsverarbeitung im Gehirn darstellt und der in der Nervenzelle durch eine kurze Veränderung der Verteilung der elektrisch geladenen Teilchen entsteht *(siehe auch Axonhügel, Erregungsleitung, Refraktärzeit, spannungsgesteuerter Ionenkanal)* Seite 22 f., 37, 44, 53, 80, 133, 151, 172, 183

9 Alpha-Rezeptor
Typ einer oberflächlichen Eiweißstruktur, die in der Wand von Zellen sitzt und die bei Aktivierung ein Anspannen von bewegungsausübenden Zellen in Organstrukturen wie Blutgefäßen und Atemwegen bewirkt *(siehe auch Beta-Rezeptor, Neurotransmitter, Rezeptor, viszerales Nervensystem)* Seite 97

Alzheimer
Erkrankung des Gehirns, die durch Gedächtnisstörungen und intellektuellen Verfall charakterisiert ist und auf dem massiven Untergang von Nervenzellen der Hirnrinde beruht *(siehe auch Gedächtnis)* Seite 10, 144–150, 179, 188

10 Aminosäure
Kleinste Baueinheit, aus der viele in der Wand der Nervenzelle sitzende Körperchen aufgebaut sind *(siehe auch Ionenkanal, Rezeptor, Subunit)* Seite 174

11 Amnesie
Krankheitszeichen, das in der Unfähigkeit oder Schwierigkeit besteht, sich zu erinnern (siehe auch Gedächtnis, Erinnerung) Seite 145

12 Amygdala
Hirnteil, der im vorderen, unteren und inneren Abschnitt des Gehirns liegt und an der Entstehung von Emotionen beteiligt ist *(siehe auch Emotionen, limbisches System, mesolimbisches System)*
Seite 140

13 Amyloid
Bruchstück eines Körperchens der Wand der Nervenzelle, das sich bei der Alzheimer-Erkrankung an vielen Stellen im Gehirn zwischen den Nervenzellen ansammelt *(siehe auch Amyloid, Neurofibrillen, Plaque)*
Seite 147

14 Anamnese
Krankengeschichte des Patienten, bei der durch den Arzt Informationen über die aktuelle Erkrankung gewonnen werden
Seite 176

15 Aphasie
Krankheitszeichen, das in der Unmöglichkeit oder Schwierigkeit besteht, Wörter zu finden oder auszusprechen *(siehe auch Alzheimer, Apoplex, Sprache, Sprechen)*
Seite 138, 145

16 Apoplex
Schlaganfall; Erkrankung des Gehirns, die ein plötzlich auftretender und andauernder Ausfall von Gehirnfunktionen ist und durch eine Störung der Blutversorgung im Gehirn entsteht *(siehe auch Hirnblutung, Hirninfarkt)*
Seite 156

17 Apoptose
Prozess des Untergangs von Zellen, der nicht krankhaft, sondern für die normale Entwicklung und Funktion des Gehirns notwendig ist
Seite 106

18 Area pretectalis
Bereich im Inneren des Gehirns, der die Erweiterung und Verengung der Pupille mitsteuert *(siehe auch Pupille)*
Seite 64

19 Arteriosklerose
Veränderung in der Wand von Blutgefäßen, die das Risiko des Platzens oder der Verstopfung des Blutgefäßes erhöhen und so zu einem Schlaganfall führen können *(siehe auch Apoplex, Schlaganfall)*
Seite 160

20 Assoziationscortex
Regionen der Hirnrinde, die für die Informationsverarbeitung innerhalb des Gehirns zuständig sind und die nicht direkt Muskeln steuern oder Sinnesinformationen aufnehmen *(siehe auch frontaler Cortex, parietotemporaler Cortex)* Seite 134

21 Astrocyt
Baustein des Gehirns und Typ einer Gliazelle, die im Gehirn Stütz- und Ernährungsfunktionen hat und Störungen der Nervenzellfunktion verhindern soll *(siehe auch Gliazelle, Kaliumpufferung, Oligodendrocyt)* Seite 43 f.

22 Auditorisches System
Teil des Nervensystems, der für das Empfinden von Geräuschen, Lauten und Tönen über das Ohr zuständig ist *(siehe auch sensorisches System)* Seite 68

Aufmerksamkeit
Mittlerer Aktivitätszustand des Gehirns, der für die Verarbeitung der durch unsere Sinne aufgenommenen Informationen optimal ist *(siehe auch Sinne)* Seite 124f., 132, 135, 139

23 Axon
Teil der Nervenzelle und abführender Nervenzellfortsatz, über den Information zur nächsten Nervenzelle geleitet wird *(siehe auch Axonhügel, Erregungsleitung, Nervenzelle)* Seite 19, 28, 40, 45, 54, 80–82, 88, 141, 166, 176, 179

24 Axonhügel
Erster Teil des abführenden Nervenzellfortsatzes, in dem die kurzen Spannungspulse entstehen, mit denen die Information des Gehirns niedergelegt und verarbeitet wird *(siehe auch Aktionspotenzial, Axon, Nervenzelle)* Seite 38

25 Balken
Hauptverbindung zwischen der linken und rechten Großhirnhälfte *(siehe auch Split-Brain-Syndrom)* Seite 17, 125

26 Basalganglien
Komplexe von Nervenzellen im Inneren des Gehirns, die die Bewegungsplanung der Hirnrinde an die gerade durchgeführte Bewegung und an die Sinnesinformationen anpassen *(siehe auch Cerebellum, Kleinhirn, motorisches System)* Seite 18, 89, 162

Glossar und Index

27 Beta-Rezeptor
Typ einer oberflächlichen Eiweißstruktur in der Wand von Zellen, der Aktivitätsänderungen von bewegungsausübenden Zellen in Organstrukturen wie Blutgefäßen und Atemwegen bewirken kann *(siehe auch Alpha-Rezeptor, Neurotransmitter, Rezeptor, viszerales Nervensystem)* Seite 96

Bewusstsein
Besondere und hoch entwickelte Ebene der Informationsverarbeitung im menschlichen Gehirn für Informationen, die besonders wichtig sind und auf die die Informationsverarbeitung fokussiert wird *(siehe auch Bewusstseinsverlust, Kognition)*
Seite 93, 122f., 125f., 129, 136, 151, 178, 188

Bewusstseinsverlust
Krankhafter Zustand des Gehirns, der im Ausfall einer besonderen, fokussierten und hoch entwickelten Ebene der Informationsverarbeitung im menschlichen Gehirn besteht *(siehe auch Bewusstsein, Kognition)* Seite 123

28 Blendung
Sekundenlange Erblindung, die bei starkem und plötzlichem Lichteinfall durch den Verbrauch des für das Sehen notwendigen Stoffes in den lichtaufnehmenden Zellen entsteht *(siehe auch Photorezeptor, Rhodopsin)* Seite 63

Blut-Hirn-Schranke
Schutzschicht des Gehirns, die von Gliazellen und den Wänden der Blutgefäße gebildet wird und die nur bestimmte Stoffe aus dem Blut ins Gehirn übertreten lässt *(siehe auch Blutgefäß, Gliazelle)* Seite 47

Blutgefäß
Teil des Röhrensystems, das unseren gesamten Körper und auch das Gehirn durchzieht und in dem das Blut fließt *(siehe auch Blut-Hirn-Schranke)* Seite 46f., 93, 95–97, 148, 157–161, 168, 183

29 Broca-Areal
Münzgroßer Bereich der Hirnrinde, der hinter und oberhalb des seitlichen Endes der Augenbrauen liegt und dessen Aufgabe in der Planung der Muskelaktivität zum Aussprechen von Wörtern und Sätzen liegt *(siehe auch Sprache, Sprechen)* Seite 86, 92f., 137

Glossar und Index

30 Bulbus olfactorius
Knollenartige, kleine Ausstülpungen des Gehirns in Höhe der Augenbrauen, in denen die Riechinformation neu geordnet und verschaltet wird *(siehe auch olfaktorisches System)* Seite 52, 75

31 Cerebellum
Kleinhirn; einer der drei großen Teile des Gehirns, der im hinteren und unteren Abschnitt des Kopfes liegt und dessen Aufgabe vor allem in der Anpassung und Kontrolle von Bewegungen liegt *(siehe auch Großhirn, Kleinhirn)* Seite 15, 84, 89, 116

32 Cerebrospinalflüssigkeit
Flüssigkeit in den Hohlräumen des Gehirns, die Rückenmark und Gehirn umgibt *(siehe auch Hirnventrikel, Liquor, Liquorraum, Lumbalpunktion)* Seite 17, 169, 178

33 Chemotaxis
Prinzip der Bewegung und Ansiedlung von Zellen, bei dem die Zellen in Richtung von chemischen Substanzen wandern
Seite 105

34 Cochlea
Kleines Organ im Inneren der Ohren, das beim Hören die Luftbewegungen in Flüssigkeitsbewegungen und dann in elektrische Signale für die Nervenzellen umsetzt *(siehe auch Reissner'sche Membran, auditorisches System)* Seite 68 f.

Computertomografie
Untersuchungsmethode, mit der man mit Hilfe von Röntgenstrahlen und Computerberechnungen Schnittbilder vom Gehirn anfertigen und so auch krankhafte Veränderungen im Gehirn sichtbar machen kann *(siehe auch Schlaganfall)* Seite 180–182

35 Cortex
Hirnrinde; wenige Millimeter dicke, außen liegende Schicht des Gehirns, die den Ort der komplexesten und höchsten Hirnleistungen des Menschen darstellt *(siehe auch graue Substanz)*
Seite 17, 24, 51, 55, 64, 70, 74, 107, 147, 162, 177, 185

36 Demenz
Krankheitszeichen, das in der starken Verminderung der intellektuellen Fähigkeiten besteht *(siehe auch Alzheimer)* Seite 146, 163

37 Dendrit
Teil der Nervenzelle und aufnehmender Nervenzellfortsatz, über den Information von anderen Nervenzellen erhalten wird *(siehe auch Nervenzelle)* Seite 19, 28, 38, 82, 87, 176

Denken
Hoch entwickelter Prozess der Informationsverarbeitung im Gehirn, der im Vergleich von aufgenommener, erzeugter oder abgerufener Information besteht und der auf Erkenntnis und Optimierung unserer Handlungen zielt *(siehe auch Kognition)*
Seite 122, 133, 136, 155, 188

38 Depolarisation
Veränderung des Stroms geladener Teilchen und damit der elektrischen Spannung der Nervenzelle, die die Entstehung eines Spannungspulses erleichtert *(siehe auch Aktionspotenzial, exitatorisch postsynaptisches Potenzial, Hyperpolarisation)* Seite 34, 69, 172

Depression
Psychische Erkrankung, bei der beim erkrankten Menschen Phasen tiefer Verstimmung und Traurigkeit auftreten *(siehe auch Emotionen, psychische Erkrankung)* Seite 144, 146, 163

39 Dopamin
Überträgerstoff an den Kontaktstellen zwischen zwei Nervenzellen, der bei der Parkinson-Erkrankung in einigen Hirnteilen unzureichend vorhanden ist *(siehe auch Neurotransmitter, Parkinson, Substantia nigra, Synapse)* Seite 42, 162–164

40 Eigenreflex
Reaktion des Nervensystems auf eine Muskeldehnung, die eine unwillkürliche Anspannung desselben Muskels bewirkt *(siehe auch Fremdreflex, Reflex)* Seite 82 f.

41 Einzelkanalableitung
Methode, mit der man die elektrische Aktivität einzelner Körperchen in der Wand der Nervenzelle registrieren kann *(siehe auch Ionenkanal, Patch-Clamp-Technik)* Seite 174

42 Elektrische Synapse
Kontaktstelle zwischen zwei Nervenzellen, bei der eine direkte, elektrisch leitende Verbindung zwischen den beiden Nervenzellen besteht *(siehe auch Synapse)* Seite 42

Glossar und Index

Elektroenzephalografie
Untersuchungsverfahren, mit dem man auf der Kopfhaut die Aktivität größerer Gruppen von Nervenzellen des Gehirns registrieren kann und das zur Diagnose von Gehirnerkrankungen eingesetzt wird; Abkürzung EEG *(siehe auch Feldpotenzial)*
Seite 184–186

43 Embolus
Pfropf aus Blutbestandteilen, der zur Verstopfung eines Blutgefäßes und so zum Schlaganfall führen kann *(siehe auch Apoplex, Hirninfarkt)* Seite 160

Emotionen
Gemütsbewegungen, die von uns als Gefühle wie Freude, Trauer, Wut erlebt werden *(siehe auch Depression)* Seite 64, 76, 97, 116, 118, 125, 138–141, 163, 178

Epilepsie
Erkrankung des Gehirns, bei der es durch eine Störung der Aktivität der Nervenzellen zu wiederholten, plötzlich auftretenden und vorübergehenden Ausfällen einzelner Hirnfunktionen kommt *(siehe auch epileptischer Anfall)* Seite 125, 144, 150–152, 154–156, 177, 186

Epileptischer Anfall
Plötzlich auftretender und vorübergehender Ausfall einzelner Hirnfunktionen, der durch die Störung der Informationsverarbeitung von Nervenzellen entsteht *(siehe auch Absence, Epilepsie, Grand-mal-Anfall, psychomotorischer Anfall)* Seite 123, 150–154, 156, 177, 186

44 Epiphyse
Eine der beiden Drüsen des Gehirns, die an der Schlafsteuerung und den täglichen sich wiederholenden Veränderungen der Körperfunktionen beteiligt ist *(siehe auch Hypothalamus, Zirkadianer Rhythmus)* Seite 131

Erbinformation
Information zum Aufbau unseres Körpers, die in fast jeder unserer Zellen gespeichert ist und die ein Mensch von seinen Eltern bekommt *(siehe auch Gen)* Seite 103, 105, 155, 164, 173 f.

45 Erregungsleitung
Prozess des Informationstransportes in Nervenzellen, bei dem kurze Spannungspulse über die abführenden Nervenzellfortsätze zu anderen Nervenzellen transportiert werden *(siehe auch Aktionspotenzial, Axon)* Seite 39

Erinnerung
Abruf von Informationen, die über die Gedächtnisprozesse unseres Gehirns gespeichert wurden *(siehe auch Gedächtnis)*
Seite 111, 114, 116f., 132, 145

46 Exitatorisch postsynaptisches Potenzial
Übertragene Information an der Kontaktstelle zwischen zwei Nervenzellen, die die elektrische Spannung der kontaktierten Nervenzelle in der Weise verändert, dass die Entstehung eines Spannungspulses erleichtert wird *(siehe auch Aktionspotenzial, Depolarisation)* Seite 34, 123

47 Feldpotenzial
Elektrisches Signal, das durch die Aktivität einer Gruppe von Nervenzellen und die dadurch bedingte Verschiebung von geladenen Teilchen in der Umgebung der Nervenzellen entsteht *(siehe auch Elektroenzephalografie)* Seite 184

48 Fieberkrampf
Epileptischer Anfall bei Kindern, der durch hohes Fieber ausgelöst wird und in der Regel kein Zeichen einer Epilepsie ist *(siehe auch Epilepsie)* Seite 150

49 Formatio reticularis
Gruppe von Nervenzellen im Hirnstamm, die zu einer Stimulation der Hirnrinde führt und diese im Bereitschaftszustand hält *(siehe auch Bewusstsein)* Seite 123

Freier Wille
Kein neurowissenschaftlicher Begriff, aber ein Begriff, der in Diskussionen um die Hirnforschung häufig verwendet wird und aussagt, dass der Mensch unabhängig von den Prozessen im Gehirn über seine Handlungen frei entscheidet *(siehe auch präfrontaler Cortex, supplementär-motorischer Cortex)* Seite 126f.

50 Fremdreflex
Reaktion des Nervensystems auf einen Reiz der Haut oder anderer Körperoberflächen, die eine unwillkürliche Anspannung verschiedener Muskeln bewirkt *(siehe auch Eigenreflex, Reflex)* Seite 82

51 Frontaler Cortex
Areal der Hirnrinde im Stirnbereich des Gehirns, das Aufgaben unter anderem bei der Planung, Selbstkontrolle und gezielter Aufmerksamkeit hat *(siehe auch Assoziationscortex, parietotemporaler Cortex)* Seite 128, 134

52 Funktionelle Kernspintomografie
Untersuchungsmethode, mit der man mit Hilfe der magnetischen Eigenschaften von Atomen und der bei Aktivität verstärkten Durchblutung von Hirnteilen Rückschlüsse auf die Funktionen dieser Hirnteile ziehen kann *(siehe auch Kernspintomografie)* Seite 183

53 Gamma-Aminobuttersäure
Überträgerstoff an den Kontaktstellen zwischen zwei Nervenzellen, der meistens zu einer Verminderung der Aktivität der kontaktierten Nervenzelle führt *(siehe auch Neurotransmitter, Synapse, synaptischer Spalt)* Seite 42

54 Ganglion
Komplex von Nervenzellen, der im Inneren des Gehirns oder im Körper liegt und in Aufgaben wie Bewegungskontrolle oder Organsteuerung eingebunden ist *(siehe auch Basalganglien, präganglionäres Neuron, postganglionäres Neuron)* Seite 18, 94

Gedächtnis
Funktion des Gehirns, wahrgenommene Informationen über längere Zeiträume zu speichern *(siehe auch Erinnerung, Kurzzeitgedächtnis, Langzeitgedächtnis, sensorisches Gedächtnis)* Seite 10, 102, 111–118, 122f., 125, 132f., 145, 147, 177, 187

Gehirn
Wichtigster Bestandteil des Nervensystems des Menschen und Thema dieses Buches *(siehe auch Nervensystem, Zentralnervensystem)*

55 Gen
Träger der Erbinformation für einen einzelnen der Grundbausteine des Körpers *(siehe auch Erbinformation)* Seite 103, 173

Gliazelle
Wichtiger Baustein des Gehirns, der die Nervenzellen bei der Informationsverarbeitung unterstützt und das Gehirn in seiner Form hält *(siehe auch Astrocyt, Kaliumpufferung, Myelinscheide, Oligodendrocyt)* Seite 9, 20, 28, 43–47, 54, 103, 105, 107, 109, 166–169

56 Glukose
Bestandteil der Nahrung, der zusammen mit dem Sauerstoff der Atemluft der wichtigste Lieferant zur Bildung von Energie im Gehirn ist Seite 157

57 Glutamat
Überträgerstoff an den Kontaktstellen zwischen zwei Nervenzellen, der meistens zu einer Erhöhung der Aktivität der kontaktierten Nervenzelle führt *(siehe auch Neurotransmitter, Synapse, synaptischer Spalt)* Seite 42

58 Grand-mal-Anfall
Typ eines epileptischen Anfalls, bei dem der Betroffene das Bewusstsein verliert, zu Boden stürzt, versteift und dann rhythmisch zuckt *(siehe auch epileptischer Anfall)* Seite 151

Graue Substanz
Teile des Gehirns wie die Hirnrinde, die aufgrund ihrer hohen Anzahl von Nervenzellen grau erscheinen *(siehe auch Cortex, Ganglion, Hirnrinde)* Seite 17 f.

Großhirn
Einer der drei großen Teile des Gehirns, der den ganzen oberen Abschnitt des Schädels ausfüllt und in dem die meisten und höchstentwickelten Leistungen des Gehirns ablaufen *(siehe auch Hirnstamm, Kleinhirn)* Seite 14–18, 81, 84 f., 90, 92, 117 f., 131, 141, 162

59 Gustatorisches System
Teil des Nervensystems, der für das Empfinden von Geschmack besonders über die Zunge zuständig ist *(siehe auch sensorisches System)* Seite 71

Glossar und Index

60 Gyrus angularis
Bereich der Hirnrinde, der im seitlich-hinteren Bereich des Gehirns liegt und für das Verständnis gelesener Wörter notwendig ist *(siehe auch Sprache)* Seite 128, 137

61 Gyrus cinguli
Bereich der Hirnrinde, der im Bereich des Scheitels an der Innenseite der Großhirnhälften liegt und für die Wahrnehmung von Emotionen wichtig ist *(siehe auch limbisches System, orbitofrontaler Cortex)* Seite 141

62 Gyrus postcentralis
Teil der Hirnrinde, der sich etwa fingerbreit und -lang vom Scheitel Richtung Ohr zieht und in dem die bewusste Wahrnehmung von Fühlinformation beginnt *(siehe auch primärer somatosensorischer Cortex, somatosensorisches System)* Seite 51f., 87

63 Gyrus praecentralis
Teil der Hirnrinde, der sich etwa fingerbreit und -lang vom Scheitel Richtung Vorderkante des Ohres zieht und in dem die konkrete Planung von Muskelbewegungen erfolgt *(siehe auch motorisches System, primärerr motorischer Cortex)* Seite 85f., 89, 91

64 Haarzelle
Flüssigkeitsgefülltes Säckchen, das die beim Hören im Inneren des Ohres entstehenden Flüssigkeitsbewegungen in elektrische Signale für die Nervenzellen umsetzt *(siehe auch auditorisches System, Cochlea, Reissner'sche Membran)* Seite 69 f.

65 Headsche Zonen
Spezielle Hautbereiche, deren Schmerz auf die Schädigung einzelner Organe hinweist *(siehe auch somatosensorisches System)* Seite 57

66 Hemiplegie
Lähmung einer ganzen Körperseite, die meist durch einen Schlaganfall bedingt ist *(siehe auch Apoplex, Schlaganfall)* Seite 159

Hemisphären
Die beiden Anteile des Gehirns, die von vorne oder oben betrachtet die linke und rechte Hälfte des Gehirns bilden
Seite 15, 17, 125

67 Hippocampus
Teil der Hirnrinde, der an der Unterseite des Gehirns in der Nähe des Hirnstamms liegt und der für die Speicherung von Informationen für länger als wenige Minuten sowie das Abrufen der gespeicherten Informationen wichtig ist *(siehe auch Gedächtnis, Kurzzeitgedächtnis, Langzeitgedächtnis)* Seite 117, 177

68 Hirnarterie
Blutführende Röhre, die einen Abschnitt des Gehirns über das vom Herz kommende Blut mit Nährstoffen versorgt *(siehe auch Apoplex, Blutgefäß)* Seite 157

Hirnblutung
Schlaganfall, bei dem die Störung der Blutversorgung im Gehirn durch das Platzen eines Blutgefäßes entsteht *(siehe auch Apoplex, Schlaganfall)* Seite 161

69 Hirninfarkt
Schlaganfall, bei dem die Störung der Blutversorgung im Gehirn durch das Verstopfen eines Blutgefäßes entsteht *(siehe auch Apoplex, Schlaganfall)* Seite 160

Hirnrinde
Wenige Millimeter dicke, außen liegende Schicht des Gehirns, die den Ort der komplexesten und höchsten Hirnleistungen des Menschen darstellt *(siehe auch Cortex, graue Substanz)*
Seite 17f., 24f., 51–56, 64, 66f., 70f., 73f.,
76, 85–93, 97–99, 107f., 116f., 120,
123–138, 141, 147, 162, 177,
182, 184–186

70 Hirnschnitt-Technik
Methode der experimentellen Hirnforschung, bei der dünne, aus Hirnteilen geschnittene Scheibchen für Stunden bis Tage untersucht werden können Seite 175

Hirnstamm
Einer der drei großen Teile des Gehirns, der in Höhe des Nackens am Übergang zwischen Gehirn und Rückenmark liegt und viele lebenswichtige Funktionen des Körpers steuert *(siehe auch Großhirn, Kleinhirn)* Seite 15f., 51, 53, 70f., 73, 83f., 88, 94f., 97–99, 117f., 123, 131, 140, 177

204 Glossar und Index

71 Hirnventrikel
Die mit Flüssigkeit gefüllten Hohlräume im Inneren des Gehirns *(siehe auch Cerebrospinalflüssigkeit, Liquor, Liquorraum)*
Seite 17, 47

72 Homunkulus
Deformierte menschliche Figur, die entsteht, wenn man die Größe der Körperteile entsprechend der Größe der für sie zuständigen Abschnitte der Hirnrinde darstellt *(siehe auch Cortex, Gyrus praecentralis, Gyrus postcentralis, motorisches System, somatosensorisches System)*
Seite 56, 87

73 Hyperpolarisation
Veränderung des Stroms geladener Teilchen und damit der elektrischen Spannung der Nervenzelle, die die Entstehung eines Spannungspulses erschwert *(siehe auch Aktionspotenzial, Depolarisation)*
Seite 32, 59, 152, 172

74 Hypothalamus
Teil des Gehirns, der im Inneren des Gehirns in der Nähe des Hirnstamms liegt. Er kontrolliert die organsteuernden Nervenzellen in Rückenmark und Hirnstamm, ist an der Schlafsteuerung beteiligt und löst körperliche Reaktionen bei Emotionen aus *(siehe auch Emotionen, Schlaf, viszerales Nervensystem)*
Seite 97, 131, 139 f.

75 Immunsystem
Abwehrsystem des menschlichen Körpers, das gegen Bakterien, Viren und fremde oder veränderte Zellen vorgeht *(siehe auch Multiple Sklerose)*
Seite 168

76 Inhibitorisch postsynaptisches Potenzial
Übertragene Information an der Kontaktstelle zwischen zwei Nervenzellen, die die elektrische Spannung der kontaktierten Nervenzelle in der Weise verändert, dass die Entstehung eines Spannungspulses erschwert wird *(siehe auch Aktionspotenzial, Hyperpolarisation)*
Seite 34, 152, 162

77 In-vitro-Expression
Untersuchungsmethode, mit der man Strukturen der Nervenzellen in anderen, experimentell kultivierten Zellen ausbildet
Seite 174

78 Ionenkanal

Körperchen in der Wand von Zellen, durch das geladene Teilchen in die Nervenzelle hinein- oder herausgelangen können und das je nach Typ unterschiedlich aktiviert wird *(siehe auch Leckkanal, mechanosensitiver Ionenkanal, spannungsgesteuerter Ionenkanal, transmittergesteuerter Ionenkanal)* Seite 23, 31, 34f., 38, 41, 53f., 58f., 69, 73, 76, 80, 94, 114, 154f., 173

Ischiasnerv

Dickster Nerv des Körpers, der vom Rückenmark ins Bein zieht und durch den bei Bandscheibenproblemen oft Schmerzen entstehen *(siehe auch Nerv)* Seite 14

79 Kaliumpufferung

Funktion der Gliazellen zum Vermeiden störenden, starken Schwankens der Anzahl von Kaliumteilchen in der Umgebung der Nervenzellen *(siehe auch Astrocyt, Gliazelle)* Seite 44

80 Keimscheibe

Dreischichtige Scheibe mit einer Größe von etwa einem Millimeter und frühe Entwicklungsstufe des Menschen vor der Geburt
Seite 104

Kernspintomografie

Untersuchungsmethode, mit der man mit Hilfe der magnetischen Eigenschaften von Atomen Schnittbilder vom Gehirn anfertigen und so auch krankhafte Veränderungen im Gehirn sichtbar machen kann *(siehe auch Funktionelle Kernspintomografie, Multiple Sklerose)* Seite 182–184

Kleinhirn

Einer der drei großen Teile des Gehirns, der im hinteren und unteren Abschnitt des Kopfes liegt und dessen Aufgabe vor allem in der Anpassung und Kontrolle von Bewegungen besteht *(siehe auch Cerebellum, Großhirn, Hirnstamm)* Seite 15f., 19, 84, 89–92, 106, 116

81 Kognition

Oberbegriff für die höchsten Leistungen des Gehirns, die mit Prozessen wie Wahrnehmen, Bewusstsein, Erkennen und Denken zusammenhängen Seite 122

82 Kreisende Erregung
Mechanismus des Gedächtnisses, bei dem Informationen über längere Zeiträume gespeichert werden, indem sie in einem Ring kreisförmig verschalteter Nervenzellen verlaufen *(siehe auch Gedächtnis, Kurzzeitgedächtnis, Langzeitgedächtnis)* Seite 112, 116, 118

83 Kurzzeitgedächtnis
Funktion des Gehirns, wahrgenommene Informationen Sekunden bis Minuten zu speichern *(siehe auch Gedächtnis, Langzeitgedächtnis, sensorisches Gedächtnis)* Seite 112

84 Langzeitgedächtnis
Funktion des Gehirns, wahrgenommene Information Stunden bis Jahre zu speichern *(siehe auch Gedächtnis, Langzeitgedächtnis, sensorisches Gedächtnis)* Seite 114

85 Langzeitpotenzierung
Mechanismus des Gedächtnisses, bei dem die Speicherung von Informationen über die Verbesserung des Kontaktes zwischen den Nervenzellen erfolgt *(siehe auch Gedächtnis, kreisende Erregung)* Seite 113

86 Laterale Inhibition
Prinzip der Verschaltung von Nervenzellen, die im Auge zu einer Verstärkung des Kontrastes zwischen hellen und dunklen Flächen führt Seite 65

87 Lateralisation
Funktionsprinzip, wonach einige der höchsten Hirnfunktionen des Menschen mehr oder bevorzugt in jeweils einer der beiden Großhirnhälften angesiedelt sind Seite 17, 135

88 Leckkanal
Körperchen in der Wand der Nervenzelle, das ständig geöffnet ist und vor allem geladene Kaliumteilchen aus der Nervenzelle herauslassen kann *(siehe auch Ionenkanal, Ruhemembranpotenzial)* Seite 23, 31

Lernen
Fähigkeit, Informationen des Gehirns miteinander zu verknüpfen und im Gedächtnis zu speichern *(siehe auch Gedächtnis)* Seite 22, 91 f., 102, 111, 115 f., 118–120, 129, 132, 138, 175

Glossar und Index 207

89 Limbisches System
Gruppe von Teilen des Gehirns, die an der Entstehung und Wahrnehmung von Emotionen beteiligt ist *(siehe auch Amygdala, Emotionen, mesolimbisches System)* Seite 116, 140

90 Liquor
Flüssigkeit, die sich in den Hohlräumen des Gehirns befindet und Rückenmark und Gehirn umgibt *(siehe auch Cerebrospinalflüssigkeit, Hirnventrikel, Liquorraum, Lumbalpunktion)* Seite 17, 169, 178

91 Liquorraum
Hohlräume in und um Gehirn und Rückenmark, die mit Flüssigkeit gefüllt und miteinander verbunden sind *(siehe auch Cerebrospinalflüssigkeit, Hirnventrikel, Liquor, Lumbalpunktion)*
Seite 106, 147

92 Lumbalpunktion
Ärztliche Untersuchungsmethode, bei der Flüssigkeit, die Gehirn und Rückenmark umgibt, im Bereich der Wirbelsäule entnommen wird *(siehe auch Cerebrospinalflüssigkeit, Hirnventrikel, Liquor, Liquorraum)* Seite 178f.

93 Magnetresonanztomografie
Untersuchungsmethode, mit der man mit Hilfe magnetischer Eigenschaften von Atomen Schnittbilder vom Gehirn anfertigen und so auch krankhafte Veränderungen im Gehirn sichtbar machen kann *(siehe auch Multiple Sklerose)* Seite 182

94 Mechanosensitiver Ionenkanal
Körperchen in der Wand von Zellen, das bei Verformung geöffnet wird und geladene Teilchen aus der Zelle heraus- oder hineinlassen kann *(siehe auch Ionenkanal, somatosensorisches System, Zelle)* Seite 53

95 Mesolimbisches System
Gruppe von Teilen des Gehirns, die an der Entstehung und Wahrnehmung von eher positiven Emotionen beteiligt ist *(siehe auch Amygdala, limbisches System)* Seite 140

96 Mikroelektrode
Sehr fein ausgezogenes, flüssigkeitsgefülltes Glasröhrchen, mit dem man Nervenzellen anstechen und so deren elektrische

Aktivität registrieren kann *(siehe auch Aktionspotenzial, Ruhemembranpotenzial)* Seite 172

97 Motoneurone
Nervenzellen, die im Gehirn oder Rückenmark sitzen und hauptsächlich für die Bewegung des Körpers und seiner Anteile benutzt werden *(siehe auch motorisches System)* Seite 82, 85, 108, 131, 154, 162

98 Motorische Einheit
Verbund einer Nervenzelle mit den von ihr aktivierten bewegungsausübenden Zellen *(siehe auch Motoneuron, Muskelfaser)* Seite 81

99 Motorische Endplatte
Kontaktstelle zwischen einer Nervenzelle und einer bewegungsausübenden Zelle, über die Information vom Nervensystem auf die Muskeln übertragen wird *(siehe auch Acetylcholin, Muskelfaser, Synapse)* Seite 80

100 Motorisches System
Teil des Nervensystems, der für die Bewegung des Körpers und seiner Teile zuständig ist *(siehe auch Muskel)* Seite 78, 135

Multiple Sklerose
Erkrankung des Gehirns, bei der es durch den Verlust von Glia- und Nervenzellen an einzelnen Stellen im Gehirn zu Funktionsstörungen wie Missempfindungen, Sehstörungen, Blasenfunktionsstörungen und Lähmungen kommt *(siehe auch Gliazelle, Myelinscheide, Plaque)* Seite 144, 165–168, 179, 183

Muskel
Verbund bewegungsausübender Zellen, der durch Anspannung und Entspannung Teile des Körpers bewegen kann *(siehe auch Muskelanspannung, Muskelfaser)* Seite 15, 56, 63 f. 78–85, 87 f. 91 f., 96 f., 99, 111, 131, 134, 139, 154, 162

Muskelanspannung
Vorgang der Muskelverkürzung, bei dem sich die bewegungsausübenden Zellen des Muskels durch das Übereinanderschieben von zwei Stäbchenarten verkürzen *(siehe auch Aktin, Muskel, Muskelfaser, Myosin)* Seite 82, 84 f., 130 f., 154, 161 f.

Glossar und Index 209

101 Muskelfaser
Bewegungsausübende Zelle, deren Aktivität zur Verkürzung und Anspannung der Muskeln führt *(siehe auch Muskel, Muskelanspannung)*
Seite 79 f., 85, 95

102 Mutagenese
Gezielte Veränderung der Erbinformation in wissenschaftlichen Experimenten *(siehe auch Erbinformation)* Seite 174

103 Myelinscheide
Hülle aus Gliazellen um Nervenzellfortsätze im Gehirn, die die Weiterleitung der Information von einer Nervenzelle auf die andere beschleunigt *(siehe auch Axon, Gliazelle, Myelinscheide, Nervenzellfortsatz, Oligodendrocyt, saltatorische Erregungsleitung)*
Seite 45, 54, 166

104 Myosin
Eines der beiden Stäbchen in den bewegungsausübenden Zellen, das die Verkürzung dieser Zellen und damit des gesamten Muskels bewirkt *(siehe auch Aktin, Muskel, Muskelfaser, Muskelanspannung)*
Seite 79 f.

Narkose
Gezielte und kontrollierte Reduzierung der Aktivität der Nervenzellen des Gehirns, die zum Bewusstseinsverlust führt *(siehe auch Bewusstsein, Bewusstseinsverlust)* Seite 98, 123

105 Natrium-Kalium-Pumpe
Körperchen in der Wand der Nervenzelle, das Kaliumteilchen in die Nervenzelle hinein- und Natriumteilchen aus der Nervenzelle heraustransportiert *(siehe auch Ruhemembranpotenzial)*
Seite 30, 32, 40, 157, 183

106 Nebenniere
Kleine Drüse oberhalb der Nieren, deren einer Teil durch Nervenzellen des organsteuernden Nervensystems kontrolliert wird und bei Aktivierung einen Überträgerstoff ins Blut abgibt *(siehe auch Adrenalin, viszerales Nervensystem)* Seite 96, 139

Nerv
Bündelung von Nervenzellfortsätzen, die Gehirn und Rückenmark mit dem Körper verbindet und über die Informationen aus

dem Körper und der Umwelt eingeholt oder an Körperteile abgegeben werden *(siehe auch Nervenzellfortsatz, Rückenmark)*
Seite 14

Nervensystem
Informationsverarbeitendes System des Menschen, das aus Gehirn, Rückenmark und Nerven besteht *(siehe auch Zentralnervensystem)* Seite 14, 29, 93–98, 105, 175

Nervenzelle
Wichtigster Baustein des Gehirns, der für die Verarbeitung und Weiterleitung von Informationen verantwortlich ist und der aus einem Zellkörper mit Information aufnehmenden und abführenden Fortsätzen besteht *(siehe auch Axon, Dendrit, Nervenzellfortsatz, Neuron, Soma)*

Nervenzellfortsatz
Teil der Nervenzelle, über den Informationen in Form elektrischer Spannungen von anderen Nervenzellen aufgenommen oder an andere Nervenzellen weitergeleitet werden *(siehe auch Axon, Dendrit, Nervenzelle)* Seite 19f., 28, 33, 38–40, 43, 45f., 54f., 57, 64–66, 70, 81f., 96, 107–110, 114, 166f.

107 **Neuralrinne**
Frühes Stadium des Nervensystems bei der Entwicklung des Menschen, bei der die Vorstufen der Nervenzellen sich in Form einer Rinne anordnen *(siehe auch Keimscheibe, Nervensystem, Neuralrohr)* Seite 105

108 **Neuralrohr**
Frühes Stadium des Nervensystems bei der Entwicklung des Menschen, bei der die Vorstufen der Nervenzellen ausgehend von der Anordnung zu einer Rinne ein Rohr bilden *(siehe auch Keimscheibe, Nervensystem, Neuralrinne)* Seite 105

109 **Neurofibrillen**
Kleine Fasern in den Nervenzellen, die sich bei der Alzheimer-Erkrankung krankhaft zu Bündeln zusammengelagert finden *(siehe auch Alzheimer, Amyloid, Plaque)* Seite 147

110 **Neuron**
Nervenzelle; wichtigster Baustein des Gehirns, der für die Verarbeitung und Weiterleitung von Informationen verantwortlich ist

und aus einem Zellkörper mit Information aufnehmenden und abführenden Fortsätzen besteht *(siehe auch Axon, Dendrit, Nervenzelle, Nervenzellfortsatz, Soma)* Seite 18, 20, 28, 51, 103, 123, 125, 147, 149, 157, 172

111 Neurotoxizität
Eigenschaft von einigen Substanzen, für Nervenzellen giftig zu sein und sie zu schädigen oder zu töten *(siehe auch Parkinson)*
Seite 163

112 Neurotransmitter
Überträgerstoff, der in den Kontaktstellen zwischen zwei Nervenzellen ausgeschüttet wird, um die Information von einer auf die andere Nervenzelle zu übertragen *(siehe auch Acetylcholin, Dopamin, Gamma-Aminobuttersäure, Glutamat, Nervenzelle, Synapse, synaptischer Spalt)* Seite 33f., 41, 45, 59, 73, 80, 94, 114, 153, 162, 165

113 Nucleus accumbens
Teil des Gehirns, der besonders an den positiven Emotionen bei Belohnung beteiligt ist *(siehe auch Emotionen, limbisches System)*
Seite 116

114 Nucleus suprachiasmaticus
Komplex von Nervenzellen im Inneren des Gehirns, der für die täglich sich wiederholende Veränderung von Körperfunktionen verantwortlich ist *(siehe auch zirkadianer Rhythmus)* Seite 133

115 Olfaktorisches System
Teil des Nervensystems, der für das Empfinden von Gerüchen über die Nase zuständig ist *(siehe auch sensorisches System)*
Seite 71

116 Oligodendrocyt
Baustein des Gehirns und Typ einer Gliazelle, der Nervenzellfortsätze umgibt und die Weiterleitung der Information im Gehirn verbessert *(siehe auch Astrocyt, Gliazelle, Myelinscheide, Nervenzellfortsatz, saltatorische Erregungsleitung)* Seite 43, 45, 168

117 Orbitofrontaler Cortex
Bereich der Hirnrinde, der an der Unterseite des Gehirns oberhalb der Augen liegt und der für die Wahrnehmung von Emotionen wichtig ist *(siehe auch Emotionen, Gyrus cinguli, limbisches System)* Seite 128, 141, 177

118 Orthodoxer Schlaf
Einer der beiden grundsätzlichen Zustände des Schlafens, der einem Betrachter eher als Ruhezustand erscheint *(siehe auch paradoxer Schlaf)* Seite 129

119 Paradoxer Schlaf
Einer der beiden grundsätzlichen Zustände des Schlafens, in dem schnelle Bewegungen der Augen und des Gesichtes auftreten *(siehe auch orthodoxer Schlaf, REM-Schlaf)* Seite 129

120 Parasympathicus
Einer der beiden Teile des organsteuernden Nervensystems, dessen Aufgabe mehr in der Erholung des Körpers liegt *(siehe auch Sympathicus, viszerales Nervensystem)* Seite 95 f.

121 Parieto-temporaler Cortex
Areal der Hirnrinde im seitlich-hinteren Bereich des Gehirns, das Aufgaben unter anderem bei räumlichen Aktivitäten, bewusstem Erkennen und Sprechen, Schreiben und Rechnen hat *(siehe auch Assoziationscortex, frontaler Cortex)* Seite 128, 134

Parkinson
Erkrankung des Gehirns, bei der es durch den Untergang von Nervenzellen in einzelnen Hirnteilen zu Zittern, erhöhter Muskelspannung und Schwierigkeiten der willentlichen Bewegung kommt *(siehe auch Akinese, Rigor, Substantia nigra, Tremor)*
Seite 90, 144, 161–164

122 Paroxysmale Depolarisation
Krankhafte Veränderungen der elektrischen Spannungspulse bei Epilepsie in den betroffenen Nervenzellen *(siehe auch Aktionspotenzial, Epilepsie, epileptischer Anfall)* Seite 151, 153

123 Patch-Clamp-Technik
Methode, mit der man die Aktivität von Teilen der Nervenzelloberfläche und der darin enthaltenen Körperchen untersuchen kann *(siehe auch Einzelkanalableitung)* Seite 173

124 Photorezeptor
Flüssigkeitsgefülltes Säckchen, das die Funktion der lichtaufnehmenden Zelle hat und das Licht in elektrische Signale für die Nervenzellen umsetzt *(siehe auch Rhodopsin, Stäbchen, Zapfen)*
Seite 58, 60 f., 63 f., 103

Glossar und Index 213

125 Plaque
Krankhafter, bis zu münzgroßer Bezirk im Gehirn, der aus Ablagerungen oder zerstörten und umgebauten Teilen des Gehirns besteht *(siehe auch Alzheimer, Multiple Sklerose)* Seite 166f.

126 Posterior-parietaler Cortex
Teil der Hirnrinde schräg hinter und oberhalb der Ohren in Scheitelnähe, der an der Berücksichtigung der Sinnesinformation bei der Planung einer willentlicher Bewegung oder Muskelanspannung beteiligt ist *(siehe auch Hirnrinde, prämotorischer Cortex, primärer motorischer Cortex, supplementär-motorischer Cortex)*
Seite 86, 89, 127

127 Postganglionäres Neuron
Nervenzellen des organsteuernden Nervensystems, die in Nervenzellkomplexen im Körper und den inneren Organen selbst liegen und Steuerungsinformationen vom Nervensystem an die Organe übermitteln *(siehe auch Ganglion, präganglionäres Neuron, viszerales Nervensystem)* Seite 94

128 Posturale Reaktion
Aktivität von Teilen des Gehirns und vor allem des Hirnstamms, die den Körper beim Stehen stabilisiert *(siehe auch Hirnstamm, motorisches System, Kleinhirn)* Seite 84

129 Präfrontaler Cortex
Teil der Hirnrinde, der im Stirnbereich liegt und bei Entscheidungsprozessen der bewussten Wahrnehmung wichtig ist *(siehe auch Bewusstsein, freier Wille, Hirnrinde)* Seite 124, 127f.

130 Präganglionäres Neuron
Nervenzelle des organsteuernden Nervensystems, die vor allem im Rückenmark und Hirnstamm liegt und auch Sinnesinformationen von den inneren Organen erhält *(siehe auch Ganglion, postganglionäres Neuron, viszerales Nervensystem)* Seite 94

131 Prämotorischer Cortex
Teil der Hirnrinde, der vor und oberhalb der Ohren liegt und an der Vorbereitung und Organisation komplexer Bewegungen und Muskelanspannungen beteiligt ist *(siehe auch posterior-parietaler Cortex, primärer motorischer Cortex, supplementär-motorischer Cortex)* Seite 86, 89

132 Primäre Sinneszelle
Flüssigkeitsgefülltes Säckchen, das Informationen der Umwelt oder des Körpers in elektrische Impulse für die Nervenzellen umsetzt *(siehe auch Aktionspotenzial, sensorisches System)* Seite 53

133 Primärer auditorischer Cortex
Münzgroßer Teil der Hirnrinde, der etwas oberhalb der Ohren liegt und in dem die bewusste Wahrnehmung der Hörinformation beginnt *(siehe auch auditorisches System, Hirnrinde, sekundärer auditorischer Cortex)* Seite 52, 70, 137

134 Primärer motorischer Cortex
Teil der Hirnrinde, der sich etwa fingerbreit und -lang vom Scheitel Richtung Vorderkante des Ohres zieht und in dem die konkrete Planung von Muskelbewegungen erfolgt *(siehe auch Gyrus praecentralis, Hirnrinde, motorisches System)* Seite 85 f., 89, 91

135 Primärer somatosensorischer Cortex
Teil der Hirnrinde, der sich etwa fingerbreit und -lang vom Scheitel Richtung Ohr zieht und in dem die bewusste Wahrnehmung von Fühlinformation beginnt *(siehe auch Gyrus postcentralis, Hirnrinde, somatosensorisches System)* Seite 51 f., 87

136 Primärer visueller Cortex
Kaum handflächengroßer Teil der Hirnrinde, der im Bereich des Hinterkopfes hinter und etwas oberhalb der Ohren liegt und in dem die bewusste Wahrnehmung von Sehinformation beginnt *(siehe auch Hirnrinde, sekundärer visueller Cortex, visuelles System)* Seite 66, 134, 137

Psychische Erkrankung
Erkrankung des Menschen wie Depression und Schizophrenie, bei denen Störungen der Gehirnfunktion beteiligt oder ursächlich sind *(siehe auch Depression, Schizophrenie)* Seite 126, 141

137 Psychomotorischer Anfall
Typ eines epileptischen Anfalls, bei dem der Betroffene eine Art Bewusstseinsveränderung erleidet und dabei oft Bewegungen ausführt und noch reagieren kann *(siehe auch Epilepsie, epileptischer Anfall)* Seite 151

Pumpe
Kleine Eiweißpartikel, die in der Wand der Nervenzelle sitzen und Teilchen zwischen dem Inneren und der Umgebung der Nervenzelle austauschen *(siehe auch Natrium-Kalium-Pumpe)*
Seite 30–33, 40 f., 157, 183

Pupille
Kreisförmige, schwarz erscheinende Öffnung des Auges, durch die das Licht ins Auge fällt und deren Größe vom Gehirn an die Lichtverhältnisse angepasst wird *(siehe auch Area pretectalis)*
Seite 63 f., 78, 139

Querschnittslähmung
Lähmung beider Beine oder auch zusätzlich des Rumpfes oder beider Arme, die durch eine vollständige Durchtrennung des Rückenmarks entsteht *(siehe auch Rückenmark)*   Seite 14, 110

Reflex
Reaktion des Nervensystems auf einen Reiz, die eine zum Teil automatisierte, willentlich wenig beeinflussbare und stereotype Muskelanspannung bewirkt *(siehe auch Eigenreflex, Fremdreflex)*

138 Refraktärzeit
Zeit nach einem Spannungspuls, in der die Nervenzelle noch nicht wieder einen vollständigen Spannungspuls erzeugen kann *(siehe auch Aktionspotenzial)*   Seite 41

139 Reissner'sche Membran
Dünne dehnbare Decke, über deren Eindellung die beim Hören im Inneren des Ohres entstehenden Flüssigkeitsbewegungen in elektrische Signale für die Nervenzellen umgesetzt werden *(siehe auch auditorisches System, Cochlea)*   Seite 68, 70

140 REM-Schlaf
Phase des Schlafes, in dem schnelle Bewegungen der Augen und des Gesichtes auftreten *(siehe auch paradoxer Schlaf)*   Seite 130 f.

141 Respiratorische Neurone
Nervenzellen, die im Hirnstamm sitzen und die Atmung bewirken *(siehe auch Hirnstamm)*   Seite 99

142 Rezeptor
Oberflächliche Eiweißstruktur in der Wand von Zellen, an der Stoffe wie Überträgerstoffe oder Geruchsstoffe binden und dadurch zur Entstehung eines elektrischen Signals führen *(siehe auch Neurotransmitter, transmittergesteuerter Ionenkanal)* Seite 34, 73–75, 96

143 Rhodopsin
Stoff in den lichtaufnehmenden Zellen, der bei Licht zerfällt und der dadurch zur Veränderung elektrischer Signale für die Nervenzellen führt *(siehe auch Photorezeptor, visuelles System)* Seite 58, 62

144 Rigor
Erhöhter Anspannungszustand der Muskeln, der Zeichen einer Hirnerkrankung ist *(siehe auch Parkinson)* Seite 161

Rückenmark
Teil des Nervensystems, der im Hohlraum der oberen Wirbelsäule liegt und Umschaltstation vieler Informationen sowie Ausgangsstation vieler Nerven des Körpers ist *(siehe auch Nerv, Zentralnervensystem)* Seite 14–16, 51, 53 f., 57, 81–85, 87 f., 91, 94 f., 97 f., 106, 108, 110, 120, 131 f., 166, 179 f.

145 Ruhemembranpotenzial
Ruhe- und Grundzustand einer Nervenzelle, der Voraussetzung für die Beteiligung dieser Nervenzelle an der Informationsverarbeitung des Gehirns ist *(siehe auch Aktionspotenzial, exzitatorisch postsynaptisches Potenzial, inhibitorisch postsynaptisches Potenzial)* Seite 32, 157

146 Saltatorische Erregungsleitung
Prozess der Informationsweiterleitung von einer Nervenzelle auf die andere, bei der durch eine Hülle aus Gliazellen um Nervenzellfortsätze die Geschwindigkeit der Informationsleitung erhöht wird *(siehe auch Erregungsleitung, Gliazelle, Myelinscheide, Oligodendrocyt)* Seite 46

147 Schizophrenie
Psychische Erkrankung, bei der im erkrankten Menschen eine veränderte Form des Bewusstseins auftreten kann *(siehe auch Bewusstsein, psychische Erkrankung)* Seite 126

Schlaf
Zustand des Gehirns, der für die Gesundheit des Menschen notwendig ist und bei dem eine besondere Art von Gehirnaktivität und Bewusstsein vorliegt *(siehe auch orthodoxer Schlaf, paradoxer Schlaf, REM-Schlaf)* Seite 15, 117, 122, 127, 129–133, 146, 186

Schlaganfall
Erkrankung des Gehirns, die ein plötzlich auftretender dauerhafter oder lang andauernder Ausfall von Gehirnfunktionen ist und durch eine Störung der Blutversorgung im Gehirn entsteht *(siehe auch Apoplex, Hirnblutung, Hirninfarkt)* Seite 88, 110, 138, 144, 156, 158–161, 181

Schmerz
Unangenehme Sinnesempfindung, die auf die Schädigung eines Körperteils oder eine gravierende Störung im Körper hinweist oder wie eine solche empfunden wird *(siehe auch Sinne)*
Seite 50, 53–55, 57, 99, 122, 141

148 **Schub**
Veränderung im Verlauf einer Erkrankung, bei der es in kurzer Zeit zu neuen und ausgeprägten Krankheitszeichen kommt *(siehe auch Multiple Sklerose)* Seite 167

149 **Sekundärer auditorischer Cortex**
Handflächengroßer Teil der Hirnrinde, der oberhalb der Ohren liegt und an der bewussten Wahrnehmung komplexer Hörinformation wie Musik und Sprache beteiligt ist *(siehe auch auditorisches System, Hirnrinde, primärer auditorischer Cortex)*
Seite 52, 71, 124, 137

150 **Sekundärer visueller Cortex**
Teil der Hirnrinde, der im Bereich des Hinterkopfes zwischen Ohren und Scheitel liegt und an der bewussten Wahrnehmung komplexer Sehinformation wie Farben und Gesichter beteiligt ist *(siehe auch Hirnrinde, primärer visueller Cortex, visuelles System)*
Seite 52, 67, 124, 134, 137

151 **Sensorisches Gedächtnis**
Funktion des Gehirns, wahrgenommene Informationen bis zu einer Sekunde zu speichern *(siehe auch Gedächtnis, Kurzzeitgedächtnis, Langzeitgedächtnis)* Seite 111

218 Glossar und Index

152 **Sensorisches Neuron**
Nervenzellen, die im Gehirn oder Rückenmark sitzen und für die Aufnahme und Leitung von Informationen aus der Umwelt oder dem Körper benutzt werden *(siehe auch Rückenmark, sensorisches System)* Seite 94, 132

153 **Sensorisches System**
Teil des Nervensystems, der die Informationen aus der Umwelt und dem eigenen Körper aufnimmt und verarbeitet *(siehe auch auditorisches System, gustatorisches System, olfaktorisches System, somatosensorisches System, visuelles System)* Seite 50, 134

154 **Simultane Reizschwelle**
Maximaler Abstand, bei dem man zwei gleichzeitig gesetzte Reize (wie zwei Nadelstiche auf der Haut) gerade noch als nur einen und nicht als zwei getrennte Reiz wahrnimmt Seite 55

Sinne
Wahrnehmungsleistungen des Gehirns, die wie Sehen, Hören, Fühlen, Riechen und Schmecken Informationen aus der Umwelt oder dem eigenen Körper erfahrbar machen *(siehe auch sensorisches System)* Seite 9, 50, 53–55, 58, 71 f., 89–91, 94, 97, 99, 117, 123–125, 131 f., 134, 137, 140, 178

155 **Soma**
Zellkörper; zentraler Teil der Nervenzelle, an dem die aufnehmenden und abführenden Nervenzellfortsätze sitzen und der als Versorgungszentrum der Nervenzelle fungiert *(siehe auch Axon, Dendrit, Nervenzellen)* Seite 18, 28, 38, 107

156 **Somatosensorisches System**
Teil des Nervensystems, der für das Empfinden von Fühlinformation wie Berührung, Kälte und Schmerz an der Haut und anderen Oberflächen des Körpers zuständig ist *(siehe auch sensorisches System)* Seite 50, 87

157 **Spannungsgesteuerter Ionenkanal**
Körperchen in der Wand von Zellen, das bei Veränderung der elektrischen Spannung geöffnet wird und geladene Teilchen aus der Zelle heraus- oder hineinlassen kann *(siehe auch Ionenkanal)*
Seite 23, 35, 54, 80

158 Spiegelneuron
Nervenzellen, die aktiv sind, sowohl wenn eine Bewegung ausgeführt wird als auch wenn dieselbe Bewegung nur bei anderen beobachtet wird   Seite 141

159 Split-Brain-Syndrom
Funktionsstörung des Gehirns, die bei Durchtrennung der Hauptverbindung zwischen linker und rechter Großhirnhälfte auftritt *(siehe auch Balken)*   Seite 126

Sprache
Form der Kommunikation, die sich vor allem gesprochener oder geschriebener Wörter bedient und für die spezialisierte Abschnitte der Hirnrinde zuständig sind *(siehe auch Broca-Areal, Sprechen, Wernicke-Areal)*   Seite 17, 68, 93, 115f., 120, 122, 135–138, 146f., 159–161

Sprechen
Komplexe und bewusste Lautäußerungen, die zur Kommunikation dienen und durch spezialisierte Abschnitte der Hirnrinde gesteuert werden *(siehe auch Broca-Areal, Sprache, Wernicke-Areal)*   Seite 78, 87, 92, 134, 137f., 146, 160, 163

160 Stäbchen
Typ der lichtaufnehmenden Zelle, der für die Wahrnehmung von Hell-Dunkel-Unterschieden und das Sehen in der Dämmerung zuständig ist *(siehe auch Photorezeptor, Zapfen)*   Seite 60

161 Stammzelle
Noch nicht spezialisierte Zelle, aus der durch Teilung und Differenzierung verschiedene Typen von Zellen des Körpers entstehen können *(siehe auch Vorläuferzelle)*   Seite 104

162 Substantia nigra
Komplex von Nervenzellen im Inneren des Gehirns, der für die Bewegungssteuerung wichtig ist und bei der Parkinson-Erkrankung betroffen ist *(siehe auch Parkinson)*   Seite 161, 164

163 Subunit
Untereinheit, gebildet aus den kleinsten Bausteinen, aus denen die Körperchen in der Wand der Nervenzelle zusammengesetzt sind *(siehe auch Aminosäure, Ionenkanal)*   Seite 174

164 Summation
Prinzip bei der Informationsverarbeitung im Gehirn, bei der in einer Nervenzelle die Informationen vieler Nervenzellen zusammenfließen und zu einer Reaktion in dieser Nervenzelle führen
Seite 35

165 Supplementär-motorischer Cortex
Teil der Hirnrinde vor den Ohren im Scheitelbereich des Kopfes, der an der Motivation und Entscheidung für eine willentliche Bewegung oder Muskelanspannung beteiligt ist *(siehe auch freier Wille, Hirnrinde, motorisches System, posterior-parietaler Cortex, prämotorischer Cortex)* Seite 86, 89, 127

166 Sympathicus
Einer der beiden Teile des organsteuernden Nervensystems, dessen Aufgabe mehr in der Aktivierung des Körpers liegt *(siehe auch Parasympathicus, viszerales Nervensystem)* Seite 95 f.

167 Synapse
Kontaktstelle zwischen zwei Nervenzellen, mit der Information von einer Nervenzelle auf die andere übertragen wird *(siehe auch elektrische Synapse, Neurotransmitter, synaptischer Spalt)* Seite 20 f., 33, 41, 51, 54, 64, 123, 148, 183

168 Synaptischer Spalt
Winziger Spalt in der Kontaktstelle zwischen zwei Nervenzellen, in den Überträgerstoff zur Weitergabe von Information von einer auf die andere Nervenzelle ausgeschüttet wird *(siehe auch Neurotransmitter, Synapse)* Seite 33, 45, 80

169 Synchronisation
Krankhafter Zustand, bei dem während des epileptischen Anfalls nahezu zur gleichen Zeit in vielen Nervenzellen dasselbe Muster elektrischer Spannungsänderungen auftritt *(siehe auch epileptischer Anfall, paroxysmale Depolarisation)* Seite 154

170 Thalamus
Umschaltstelle im Inneren des Gehirns, an der über die Sinne (wie Fühlen, Sehen, Hören, Schmecken und Riechen) aufgenommene Informationen auf die Gruppe von Nervenzellen umgeschaltet wird, die zur Hirnrinde ziehen *(siehe auch sensorisches System)* Seite 51, 66, 70, 74, 117, 123, 125, 132, 137

Glossar und Index 221

171 Tiefenhirnstimulation
Therapieansatz, mit dem man durch direkte elektrische Reizung von Hirnteilen Ausfälle von Hirnfunktionen kompensieren kann *(siehe auch Parkinson)* Seite 165

172 Tiefensensibilität
Empfinden von Fühlinformation wie Berührung, Kälte und Schmerz aus dem Inneren des Körpers wie aus Muskeln, Darm und Gelenken *(siehe auch somatosensorisches System, viszerale Sensibilität)* Seite 56

173 Transmittergesteuerter Ionenkanal
Körperchen in der Wand von Zellen, das bei Anlagerung eines Überträgerstoffes geöffnet wird und geladene Teilchen aus der Zelle heraus- oder hineinlassen kann *(siehe auch Ionenkanal, Neurotransmitter)* Seite 23, 34, 59, 80, 94, 114, 155

Traum
Phase des Schlafs, bei der Prozesse der Informationsverarbeitung des Gehirns erinnert und bewusst werden *(siehe auch Schlaf)*
Seite 131 f.

174 Tremor
Zittern; sich wiederholende, schnell aufeinanderfolgende, kleine Muskelbewegungen, die Zeichen einer Hirnerkrankung sein können *(siehe auch Parkinson)* Seite 161

175 Umfeldhemmung
Schutzreaktion des Gehirns bei Epilepsie, die in der Isolierung der erkrankten Nervenzellen durch Dämpfung der Aktivität der umgebenden Nervenzellen besteht, sodass die Ausbreitung der krankhaften Aktivität erschwert wird *(siehe auch Epilepsie, paroxysmale Depolarisation)* Seite 152

176 Vegetatives Nervensystem
Teil des Nervensystems, der für die Steuerung der inneren Organe wie Herz, Lunge und Darm zuständig ist *(siehe auch sensorisches System)* Seite 78, 93–95, 97, 139

177 Visuelles System
Teil des Nervensystems, der für das Empfinden von Bildern, Bewegungen und Helligkeit über die Augen zuständig ist *(siehe auch sensorisches System)* Seite 58

222 Glossar und Index

178 Viszerale Sensibilität
Empfinden von Fühlinformation wie Dehnung, Druck und Schmerz an den Organen des Körpers wie Herz, Darm und Lunge *(siehe auch somatosensorisches System, Tiefensensibilität)*
Seite 57

179 Vorläuferzelle
Noch wenig spezialisierte Zelle, aus der durch Teilung und weitere Differenzierung ein ausgereifter Zelltyp des Körpers entstehen kann *(siehe auch Stammzelle)* Seite 104f.

180 Wachstumskegel
Spitze des wachsenden Fortsatzes einer Nervenzelle, die auf die Umgebung reagiert und zu Richtungsänderungen beim Wachstum führen kann *(siehe auch Adhäsionsmolekül)* Seite 109

Weiße Substanz
Teile des Gehirns, die aufgrund ihrer hohen Anzahl an Nervenzellfortsätzen und ihren Hüllen weiß erscheinen *(siehe auch Myelinscheide)* Seite 18, 166

181 Wernicke-Areal
Bereich der Hirnrinde, der seitlich im Gehirn über dem hinteren Rand der Ohren liegt und der das Verständnis von Sprache ermöglicht *(siehe auch Broca-Areal, Sprache)* Seite 128, 137

182 Zapfen
Typ der lichtaufnehmenden Zelle, der beim Sehen für die Wahrnehmung von Farben zuständig ist *(siehe auch Photorezeptor, Stäbchen)* Seite 60

Zelle
Flüssigkeitsgefülltes Säckchen, das den Grundbaustein des gesamten Körpers darstellt *(siehe auch Zellmembran)*

183 Zellmembran
Wand der Zelle und Grenzschicht dieses flüssigkeitsgefüllten Säckchens, in der sich die Körperchen befinden, die für die Informationsverarbeitung der Nervenzellen unerlässlich sind *(siehe auch Ionenkanal, Natrium-Kalium-Pumpe)* Seite 28, 33, 69, 73, 80, 94, 147, 154, 173

Glossar und Index 223

184 Zentralnervensystem
Teil des Nervensystems des Menschen, der aus Gehirn und Rückenmark besteht und in Schädel und Wirbelsäule liegt
Seite 14

185 Zielmotorik
Aktivität des Gehirns, die zu willentlichen Bewegungen und Muskelanspannungen führt *(siehe auch motorisches System)*
Seite 85

186 Zirkadianer Rhythmus
Täglich sich wiederholende Veränderungen von Körperfunktionen wie der Körpertemperatur und der Aufmerksamkeit
(siehe auch Nucleus suprachiasmaticus) Seite 132

Zittern
sich wiederholende, schnell aufeinanderfolgende, kleine Muskelbewegungen, die Zeichen einer Hirnerkrankung sein können
(siehe auch Parkinson, Tremor) Seite 161